Adugna Lamessa
Ibsa Mussa
Yadeta Dessie

Um livro de orientação para a implementação prática da medicina de emergência

Adugna Lamessa
Ibsa Mussa
Yadeta Dessie

Um livro de orientação para a implementação prática da medicina de emergência

Livro de orientação para o departamento de medicina de emergência e cuidados intensivos

ScienciaScripts

Imprint
Any brand names and product names mentioned in this book are subject to trademark, brand or patent protection and are trademarks or registered trademarks of their respective holders. The use of brand names, product names, common names, trade names, product descriptions etc. even without a particular marking in this work is in no way to be construed to mean that such names may be regarded as unrestricted in respect of trademark and brand protection legislation and could thus be used by anyone.

Cover image: www.ingimage.com

This book is a translation from the original published under ISBN 978-620-4-74622-7.

Publisher:
Sciencia Scripts
is a trademark of
Dodo Books Indian Ocean Ltd. and OmniScriptum S.R.L publishing group

120 High Road, East Finchley, London, N2 9ED, United Kingdom
Str. Armeneasca 28/1, office 1, Chisinau MD-2012, Republic of Moldova, Europe
Printed at: see last page
ISBN: 978-620-5-70508-7

Conteúdos

Agradecimentos

Em primeiro lugar, gostaríamos de agradecer ao College of Health and Medical Sciences, Universidade Haramaya pelo apoio financeiro. Este livro de orientação nunca poderia chegar a uma realidade sem a orientação e o apoio genuíno da faculdade. Agradecemos especialmente ao Dr. Hunduma Bikila, Dra. Lidiya Sisay, Dr. Mahlet Zinabu, Dr. Workeneah Kassaye, Sr. Adisu Alemu (chefe interino académico e director de investigação), Sr. Mulugeta Gamachu, Sr. Abdi Berhanu e Sr. Gelana Fekadu, pela sua orientação, dando ideias construtivas e apoio contínuo, e a todos os meus colegas que continuamente me inspiram na preparação deste protocolo. Gostaríamos de agradecer ao Dr. Melaku Getachew, ao Dr. Nathan Mulubrehan, ao Dr. Zemedkum Motera e ao Dr. Kirubel Teshome pela sua contribuição tremendamente inestimável na revisão. Gostaríamos de estender o meu profundo apreço a todos os autores e editores dos livros, artigos, módulos e directrizes referenciados neste livro.

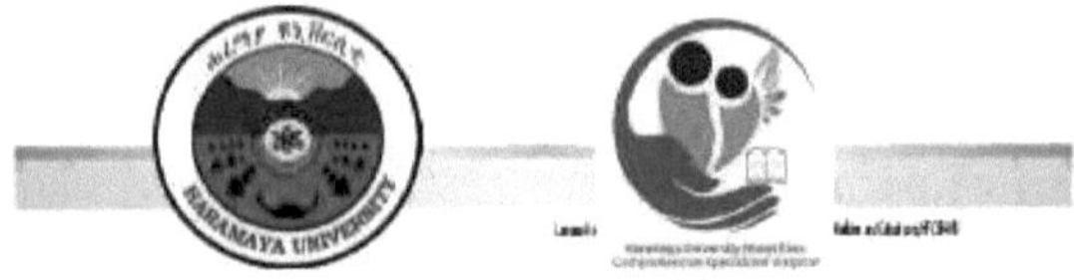

Prefácio

Existe uma relativa escassez do livro guia de medicina de emergência e cuidados críticos nas instituições de ensino superior da Etiópia. Alguns deles não estão consistentemente disponíveis, escritos e adoptados em todas as instituições de ensino superior. Outras estão abaixo das normas e estão mais desactualizadas à medida que o serviço avança. Este livro-guia de referência está principalmente preparado para resolver todas essas lacunas.

Mais sobre os conhecimentos, competências e melhores práticas no avanço da medicina de emergência e dos cuidados críticos estão em constante mudança. À medida que a medicina de emergência e os serviços de cuidados críticos avançam, as mudanças na prática e o reconhecimento da importância de reforçar as capacidades ou políticas de gestão podem tornar-se cruciais. Espera-se também que, este livro-guia evolua continuamente à medida que surjam novas provas relativas a uma melhor administração da medicina de emergência e dos serviços de cuidados críticos e práticas e procedimentos clínicos melhor adaptados às necessidades e circunstâncias particulares dos hospitais.

O avanço contínuo da medicina de emergência e dos cuidados críticos está a reorganizar e a racionalizar ainda mais os serviços de acordo com o nível da medicina de emergência e dos cuidados críticos. Cada uma destas categorias de medicina de emergência e de cuidados críticos está a ser dotada de pessoal por equipas de casos com uma mistura de competências bem fundamentada de profissionais de saúde. O objectivo é assegurar que os pacientes obtenham os serviços de saúde abrangentes ou de máxima qualidade de que necessitam, de acordo com o princípio das normas.

Este livro guia contém um conjunto comum de directrizes para ajudar a administração da medicina de emergência hospitalar e dos cuidados críticos e os prestadores de cuidados de saúde a orientar a implementação consistente. Centra-se em funções de gestão seleccionadas, incluindo strfijictera^ani^organiza- aspectos regionais, liderança, comunicação ordenada com os líderes, responsabilidades e deveres dos prestadores de cuidados de saúde, o relatório em formato de plano anual, lista medicamentos e melhoria dos serviços e deliv- erias.

Finalmente, gostaria de aproveitar esta oportunidade para expressar o nosso grande apreço a todos os parceiros que participaram no desenvolvimento deste livro-guia. Um agradecimento especial aos nossos colegas do departamento de medicina de emergência e cuidados críticos pelas suas contribuições e apoio ao longo da preparação deste livro.

Autor: Dra. Adugna Lamessa Bayisa, Professora @ Escola de Medicina, Universidade de Haramaya

Co-Autores

Dra. Yadeta Dessie (PHD), professora associada, CED do College of Health and Medical Science, Universidade Haramaya.

Dr. Ibsa Mussa (PHD), CADD da Faculdade de Saúde e Ciências Médicas, Universidade de Haramaya.

Revisores internos

Faculdade de Medicina e Ciências da Saúde, Universidade Haramaya, Harar, Etiópia

Dr. Melaku Getachew (MD+), Prof. assistente de medicina de emergência e especialista em cuidados críticos, Chefe do departamento de medicina de emergência, escola de medicina.

Dr. Nathan Muluberhan (MD+), Prof. Assistente de Medicina de Emergência e Especialista em Cuidados Críticos, Faculdade de Medicina.

Dr. Hunduma Bikila (MD), Docente, Chefe da Escola de Medicina, Departamento de Emergência e Cuidados Críticos.

Revisores externos

Faculdade de Medicina e Ciência da Saúde, Hospital Especializado Tibebe Ghion, Universidade Bahir Dar, Etiópia.

Dr. Kirubel Teshome (MD+), professor assistente de medicina de emergência e especialista em cuidados intensivos, Director do Departamento de Emergência.

Faculdade de Medicina e Ciências da Saúde, Universidade de Hawassa, Etiópia

Dr. Zemedkun Motera, professor assistente de medicina de emergência e especialista em cuidados intensivos.

Editores

Sr. Abdi Berhanu (MPH), Faculdade de Medicina, Universidade de Haramaya.

Sr. Mulugeta Gamachu (MPH), Faculdade de Medicina, Universidade de Haramaya.

Contribuintes do livro

Dr. Melaku Getachew (MD);+

Prof. assistente de medicina de emergência e especialista em cuidados intensivos, Universidade Haramaya.

Dr. Kirubel Teshome (MD+); Professor assistente de medicina de emergência e especialista em cuidados críticos, Hospital especializado em Tibebe Ghion, Universidade Bahir Dar.

Dr. Zemedkun Motera (MD+);

Professor assistente de medicina de emergência e especialista em cuidados críticos, Faculdade de Medicina e Ciências da Saúde, Universidade de Hawassa.

Dr. Nathan Mulubrehan (MD+);

Prof. assistente de medicina de emergência e especialista em cuidados críticos, escola de medicina, Universidade de Haramaya.

Dr. Miesso Bayu (MD+);

Professor Assistente de Medicina Interna, Director Clínico Adjunto, Faculdade de Medicina, Universidade de Haramaya.

Dr. Ahmed Mohammed (MD+);

Professor Assistente de Pediatria, Director Clínico, Faculdade de Medicina, Universidade de Haramaya.

Dr. Hunduma Bikila (MD);

Docente, Chefe da Faculdade de Medicina, Departamento de Emergência e Cuidados Críticos, Universidade de Haramaya.

Dr. Workeneah Kassaye (MD);

Docente, Departamento de Medicina Interna, Faculdade de Medicina, Universidade de Haramaya.

Dra. Lidiya Sisay (MD);

Docente, Faculdade de Medicina, Universidade de Haramaya.

Dr. Mahlet Zinabu (MD);

Docente, Departamento de Oncologia, Faculdade de Medicina, Universidade de Haramaya.

Sr. Abdi Berhanu (MPH em Epidemiologia);

Docente, Faculdade de Medicina, Universidade de Haramaya.

Sr. Gelana Fekadu (MSc);

Docente, Escola de Enfermagem e Obstetrícia, Colégio de Saúde e Ciências Médicas, Universidade Haramaya.

Sr. Mulugeta Gamachu (MPH em epidemiologia),

CHMS, Universidade de Haramaya.

Sr. Adisu Alemu (MPH);

Director Académico e Investigador Principal Interino, CHMS, Haramaya Universidade.

Introdução

1.1 Antecedentes

Os modernos cuidados médicos de emergência são um programa recente no sistema de saúde etíope que se concentra na prestação de cuidados de emergência a todos
tipos de emergências, num único centro, utilizando uma equipa profissional altamente qualificada em caso de emergência. Uma norma de cuidados de emergência aproxima-se para proibir mortes e deficiências evitáveis. De acordo com os princípios da medicina de emergência, a gestão de pacientes de emergência começa no local, e com o sistema de comunicação adequado continua no departamento de emergência de uma forma mais avançada e sobre a necessidade dos pacientes dispostos a diferentes departamentos ou áreas de tratamento. O papel principal dos departamentos de emergência é a triagem, ressuscitação, estabilização, e colocação. Na Etiópia, a medicina de emergência tem sido reconhecida como uma especialidade há menos de uma década, que o primeiro especialista em medicina de emergência foi graduado em 2013 no calendário gregoriano e os benefícios de tratar pacientes num departamento têm sido observados. Tal departamento é imperativo para evitar atrasos nos períodos de intervenção e utiliza o período dourado para salvar a vida do paciente e para prevenir a incapacidade permanente.

Para este efeito, a gestão médica de emergência é identificada como um dos processos de cobertura no ministério federal da saúde e emergência e a direcção crítica foi estabelecida a nível do ministério. A direcção realizou diferentes estudos sobre os serviços de emergência no país para colmatar as lacunas identificadas e foi desenvolvido um plano estratégico de cinco Hfffrstrategic para reforçar o serviço.

Para melhorar a qualidade dos cuidados de emergência a todos os níveis, o Ministério Federal da Saúde (FMOH) tem vindo a trabalhar no sentido de equipar as instalações de saúde com equipamento médico essencial, expandir os cuidados especializados como a unidade de cuidados intensivos e os centros de cuidados Traumáticos, distribuir ambulâncias, e preparar orientações.Estes esforços levaram a reformas significativas na prestação de serviços de emergência. Mas ainda há falta de directrizes para a prestação de serviços de emergência de qualidade em diferentes níveis de instalações, mesmo no Departamento de Medicina de

Emergência e Cuidados Críticos do Hospital Universitário Especializado Hiwot Fana, juntamente com o sistema nacional de níveis de referência com o âmbito delineado dos serviços. Por conseguinte, o desenvolvimento desta directriz é considerado essencial para melhorar a qualidade do serviço e o fluxo de pacientes a tempo.

Os serviços médicos de emergência baseados em hospitais fazem parte do fluxo de pacientes num ambiente hospitalar e constituem os processos e procedimentos necessários para assegurar o fluxo eficiente de pacientes entre os serviços. O fluxo de pacientes requer vários inputs, incluindo recursos humanos, infra-estruturas, equipamento, protocolos e vias de acesso. A concepção e implementação adequadas de serviços de cuidados médicos de emergência baseados em hospitais reduzirá os tempos de triagem e tratamento de emergência dos pacientes, reduzirá a sobrelotação, aumentará a eficiência dos prestadores e a satisfação do pessoal e dos clientes, bem como melhorará a qualidade global dos cuidados de saúde.

O serviço médico de emergência (EMS) em geral é uma rede de serviços e recursos coordenados para fornecer ajuda e assistência médica desde a resposta primária aos cuidados definitivos, envolvendo pessoal treinado e utilização de tecnologias apropriadas no resgate, estabilização, transporte, e tratamento avançado de emergências traumáticas, obstétricas, médicas, e outras emergências cirúrgicas.

O EMS pode ser dado num ambiente pré-hospitalar ou hospitalar. Pré-hospitalar refere-se a todos os ambientes fora de uma sala de reanimação do departamento de emergência ou de um local especificamente concebido para reanimação e/ou cuidados críticos num ambiente de cuidados de saúde. Normalmente refere-se a uma cena de incidente, mas inclui o ambiente da ambulância ou um local remoto. instalação médica.

Este capítulo detalha os dados necessários para assegurar serviços médicos de emergência bem organizados, desde a chegada do paciente à porta do hospital até à sua admissão como internado/transferido para serviços ambulatórios, encaminhado para outras instalações de saúde,

Descarregado para casa, e sai do hospital. Os processos do Serviço Médico de Urgência do Hospital descritos no capítulo incluem a organização, triagem e tratamento do SGA, e os processos de gestão de casos são também delineados (1,2).

Capítulo 1

1. Objectivo do Protocolo

Para permitir ao Hospital Universitário de Ensino Especializado Hiwot Fana reorganizar os seus departamentos de serviço médico de urgência para o padrão, abrangente e melhorar ou fazer avançar a qualidade dos cuidados de urgência e críticos dos pacientes.

2. Objectivos

Melhorar o serviço da Medicina de Emergência e do Ramo Crítico ao nível avançado e de excelência Ministério Federal da Saúde.

- Fornecer um documento orientador para os esforços de preparação e planeamento do departamento de medicina de emergência e cuidados críticos.
- Desenvolver um esquema de colaboração entre as instalações de cuidados de emergência próximas.
- Orientar o hospital, a faculdade de saúde e ciência médica, e a Universidade Haramaya a distribuir o recurso ao departamento de medicina de emergência e cuidados críticos de forma adequada e com prioridade.

3. Âmbito do serviço

O âmbito dos cuidados médicos de emergência é aceitar todos os tipos de pacientes, triagem de pacientes de emergência, reanimação e estabilização de pacientes, investigação, gestão de pacientes incluindo procedimentos menores e maiores (pericardiocentese, inserção de tubo torácico, versão cardio- cardíaca...etc.) e também facilitar a admissão de pacientes nos respectivos departamentos do hospital (1).

4. Definições operacionais

A unidade de emergência é uma área de cuidados de emergência com funções designadas. Uma unidade de emergência deve ter: área de estacionamento de ambulâncias, recepção, área de triagem, área de ressuscitação, área de observação e estabilização 24 horas, documentação, isolamento, sala de descontaminação, farmácia, laboratório, lojas, banheiros, área de espera, salas de serviço, etc.

Departamento de emergência: todos os componentes de uma unidade de emergência mais instalações para conduzir o ensino.

Médico de emergência: é um profissional com um diploma médico mais três anos de formação especializada em medicina de emergência e de emergência crítica. cuidados.

Enfermeira de emergência e cuidados críticos MSC: uma enfermeira BSC com dois anos de Mestrado em formação especializada em cuidados de emergência e cuidados críticos.

Enfermeira especializada em cuidados críticos e de emergência: diploma mais 3 anos de formação em cuidados críticos e de emergência.

Serviços de emergência de nível básico: são prestados no centro de saúde e no hospital primário. As principais actividades são a triagem, ressuscitação, estabilização de todos os pacientes que chegam às instalações, e facilitação do encaminhamento a tempo quando necessário. O hospital primário não terá acesso para cirurgias complicadas.

Serviços de emergência de nível intermédio: é um serviço prestado em hospitais gerais, e as funções previstas são todas de gestão de emergência ao nível básico e tratamento de casos de emergência mais complexos, incluindo cuidados críticos e intervenções cirúrgicas mais complexas. São também responsáveis pelo sofá e supervisionam o nível básico dos serviços de emergência para conduzir melhorias de QI e investigações sobre a instalação e a sua área de captação.

Serviço de emergência de nível avançado: é serviço prestado em hospitais terciários. Inclui serviços de emergência de alto nível, formação, e investigação.

Centro de excelência do serviço de emergência: é o serviço e serviços de emergência de mais alto nível como organismo de garantia de qualidade para os serviços de emergência nacionais.

Área de Triagem Central: é a primeira avaliação do paciente e, área de tratamento. O paciente é visto por um oficial de triagem que completa uma avaliação preliminar, e tratamento conforme necessário, antes de transferir o oficial que completa uma avaliação preliminar, e tratamento conforme necessário, antes de transferir os cuidados para outra área do EMCCD ou para um departamento diferente no hospital.

Triagem de emergência: é o processo de identificação e nivelamento de pacientes de acordo com a sua gravidade de doença ou lesão, para que o paciente mais crítico obtenha a prioridade para o tratamento.

Área de reanimação: É um local onde pacientes gravemente feridos ou doentes são admitidos temporariamente para serem ressuscitados em condições de risco de vida.

Área de tratamento: é uma área de manutenção de estábulos durante 24 horas que ainda precisa de ser confinada à cama até ser transferida para as respectivas enfermarias ou ser transferida/ encaminhada para outras instituições de saúde.

Sala de Procedimentos: uma área onde os procedimentos de emergência são feitos.

Emergency Medical Services (EMS): um serviço médico prestado a pacientes de emergência ao nível da pré-fácilidade e durante o transporte por profissionais especialmente treinados.

Serviço de ambulância: Um veículo que é utilizado para o transporte e tratamento de doentes doentes ou feridos. Pode ser terrestre, aéreo, ou aquático e de acordo com o nível de cuidados. Pode ser classificado como BLS

(suporte básico de vida) ou ambulância ALS (Advanced Life Support).

5. Liderança

A especialidade e o serviço de medicina de emergência é um conceito recentemente desenvolvido e necessita de uma liderança forte que conheça as funções do departamento e do campo. Os profissionais de saúde do departamento são responsáveis e espera-se que sejam bem versados no documento padrão e que trabalhem em estreita colaboração com o director clínico na sua implementação. O director associado dos cuidados de emergência e cuidados críticos ou um gestor de equipa de casos é um profissional de saúde de um médico especialista em emergências ou clínico geral com formação em cuidados de emergência e cuidados críticos. O líder deve ser um membro da equipa de gestão superior. Sob o director associado da ECC, de acordo com a carga e o nível do serviço prestado no departamento, deve haver também o chefe do departamento de medicina de emergência e de cuidados críticos e a enfermeira responsável pela coordenação dos serviços de emergência (1).

Capítulo 2

6. Papel e responsabilidade do ECCD

Aa declarou em Management of Federal Hospitals Guideline of Ethiopia lançado em 2015, o papel e responsabilidade do director de emergência e cuidados críticos é o seguinte.

- O Director Associado de Emergência e Cuidados Críticos (ECCD) é nomeado pelo CCD entre os candidatos examinados pelos departamentos (EMCCD, ACCPMD) e nomeado pelo CED.
- O ECCD é responsável perante o CCD do hospital.
- O ECCD pode determinar o papel administrativo em todas as actividades realizadas no departamento e na gestão de casos na gestão de serviços de emergência e de cuidados críticos.
- Um director trabalha em colaboração com todos os departamentos para facilitar o bom funcionamento dos serviços clínicos, o ensino dos estudantes, e a investigação.
- Os directores, juntamente com os chefes dos departamentos clínicos, constituem a equipa de gestão superior que assiste o CCD no desempenho das suas responsabilidades.
- Os nomeados para os postos de director de serviços clínicos precisam de ter o aval dos departamentos clínicos através da equipa de gestão superior.
- Os directores precisam de ser profissionais médicos em boa posição.
- Os directores controlam continuamente a eficácia e a qualidade do serviço das suas respectivas unidades e esforçam-se por entregar os melhores cuidados, assegurando a equidade do processo.
- Os directores utilizam ferramentas baseadas em provas como a EHRIG para acompanhar o progresso das suas unidades.
- O director deve realizar outras actividades atribuídas pelo CCD, conforme o caso.
- O ECCD também tem comunicação directa com o oficial de ligação/encaminhamento de emergência sobre o sistema de encaminhamento de emergência apropriado, de acordo com o protocolo que segue as instruções do

Ministério da Saúde.

- Os chefes de departamento (EMCCD, DACCPM) são responsáveis pela Direcção de Emergência e Cuidados Críticos (ECCD) do hospital.
- Equipa de casos de emergência (Enfermeiros), laboratório de emergência, farmácia e serviços de diagnóstico de emergência são responsáveis para o EMCCD ou chefe de departamento.
- O director de Medicina de Emergência e Cuidados Críticos tem a responsabilidade de gerir todas as actividades que estão a decorrer no departamento com a cooperação da EMCCD e tem um mandato para fazer avançar o serviço de cuidados de emergência em cooperação com a EMCCD e o director clínico principal.

7. Critério central do ECCD

Este livro guia é uma declaração de responsabilidades sugeridas para o director do departamento de emergência, presidente, ou chefe de serviço. Esta listagem pretende ser um menu a partir do qual se podem escolher itens específicos relevantes para um determinado serviço de urgências, ensino ou hospital especializado. À medida que a medicina de emergência evolui, espera-se que estas listas de funções/responsabilidades sugeridas mudem.

Uma das responsabilidades de um director de departamento é delegar algumas destas tarefas a médicos membros do departamento e supervisionar e encorajar o crescimento das suas capacidades administrativas. Este documento pode ser utilizado para preparar uma descrição escrita do cargo e como guia para o recrutamento e clarificação das responsabilidades deste cargo, de acordo com o documento "Management of Federal Hospitals Guideline of Ethiopia", lançado em 2015.

7.1. Finalidade da Posição

- Para providenciar liderança e gestão para o partment de emergência de .
- Trabalhar em cooperação e apoio com os membros do pessoal médico para prestar um serviço de emergência a todos os pacientes que frequentam o departamento de emergência.
- Trabalhar em cooperação com os chefes do departamento de diagnóstico e

terapêutico para assegurar a disponibilidade, qualidade e utilização eficaz dos serviços, e com os chefes de serviços para assegurar que os serviços de pessoal doméstico são apropriados.

- Dar um contributo significativo para a preparação de um orçamento de departamento.

- Monitorizar as necessidades da comunidade e fornecer contributos significativos para o sistema EMS e para o planeamento de catástrofes.

7.2. Qualificação

Raça, cor, origem nacional, religião, idade, ou sexo não devem ser um factor de recrutamento para esta posição. As seguintes competências e experiência são apropriadas para o director de um departamento de emergência.

- Um médico com capacidades clínicas e administrativas comprovadas.

- Demonstrou conhecimentos e capacidade nos aspectos financeiros, de gestão e de marketing da emergência.

- Capacidade demonstrada para falar eficazmente sobre questões administrativas e clínicas relacionadas com a emergência e dar qualquer atenção à audiência, administradores, pessoal médico, prestadores de serviços de emergência, ou ao público leigo.

7.3. Autoridade

Para cumprir o objectivo do seu trabalho, o director empregará uma vasta gama de processos e técnicas de gestão e, em geral, tem a liberdade de escolher os métodos que melhor funcionam nesse contexto. No entanto, espera-se que o director "não perca de vista" *o* "sistema de gestão de emergência e utilize métodos na gestão da emergência que sejam harmoniosos com o sistema global".

O cumprimento das responsabilidades do director depende em parte do apoio de, e apoio de, indivíduos e unidades não mostrados como sendo responsáveis perante ele no organigrama do hospital.

O director deve ter plena autoridade de um chefe de departamento para gerir e dirigir as actividades atribuídas ao cargo, desde que tal seja feito de acordo com os objectivos, políticas e normas do hospital e dentro de orientações éticas, morais e legais reconhecidas.

A autoridade do director para agir em todas as áreas da sua responsabilidade deriva das regras e regulamentos do hospital, da administração, e da direcção do Hospital.

7.4. Responsabilidades

O Director tem as seguintes responsabilidades específicas;

- Fornecer liderança, planeamento, organização, pessoal, coordenação e avaliação para as actividades do departamento de emergência.
- Responsável por toda a administração médica, pessoal, e actividades no departamento de emergência.
- Tem a responsabilidade de assegurar a prática ética da medicina de emergência dentro do departamento.
- Supervisiona directamente e tem a responsabilidade de pessoal médico de emergência e de apoio em tarefas clínicas e administrativas atribuídas.
- Actua como elo de ligação com a administração e o pessoal hospitalar.
- Como chefe de departamento, deve ser membro da comissão executiva do hospital e representar o interesse do fluxo de pacientes de emergência.
- Deve preocupar-se com a programação e ensino médico.

O director do departamento deve apresentar um relatório anual escrito à comissão de emergência, administração e comité de gestão do hospital, detalhando os progressos, problemas e soluções do departamento.

Algumas outras tarefas e funções são listadas abaixo para uma ênfase especial dentro do departamento;

Gestão do departamento

- Promover e participar numa equipa de liderança colaborativa e interdisciplinar do departamento de emergência.
- Colaborar com a liderança de enfermagem e a equipa de liderança da EMCCD para assegurar que o desempenho do departamento cumpre ou excede as normas descritas nas regras e regulamentos do pessoal médico, os estatutos do hospital. Políticas departamentais, o manual de acreditação da EHRIG, e outras normas

locais e nacionais apropriadas.

- Trabalhar com a equipa de liderança da EMCCD para assegurar que o departamento cumpre, ou excede o seu objectivo definido de melhoria,

crescimento, e expansão dos serviços.

- Cooperar com a administração hospitalar e a liderança de enfermagem para desenvolver uma equipa de gestores de pessoal para o departamento de emergência (clerical, enfermagem, e outros), ensinando-os por preceito e exemplo a gerir.
- Em conjunto com a equipa de liderança da EMCCD, ajuda a construir entusiasmo, estabilidade, trabalho de equipa e competência entre os funcionários através da supervisão, avaliação individualizada e aconselhamento, formação e elogios por um trabalho feito.
- Garante que as políticas do departamento são conhecidas, compreendidas e implementadas pelo pessoal de emergência.
- Monitorizar a correcção e adequação dos registos do departamento de emergência;implementa a intervenção correctiva conforme a associação necessária com registos médicos e mecanismos de garantia de qualidade.
- Participar no pessoal, compras, e mudança de procedimentos no departamento de emergência em cooperação com o pessoal apropriado e o gestor do hospital.
- Disponível para aconselhamento, aconselhamento, informação, e apoio geral aos médicos e outros membros do departamento.
- Manter um escritório do departamento e é acessível durante o horário normal de trabalho para actividades de rotina do departamento.

Recrutamento - Orientação.

- Estabelecer um processo activo de identificação e recrutamento de médicos de emergência, assistentes médicos, enfermeiros clínicos, e enfermeiros profissionais.

Rever e verificar credenciais, formação e educação de médicos de emergência, e pessoal de nível médio em cooperação com o gabinete de credenciação organizacional apropriado.

- Conceber um processo de orientação formal para os novos membros do departamento.
- Realizar uma entrevista final para os médicos de urgência que deixam o departamento.

Reunião de departamento

- Agendar uma reunião regular do departamento e decidir sobre a agenda final e convidados especiais.
- Encorajar um fórum aberto para a comunicação departamental e resolução de problemas por todo o pessoal da ED.

Considerações legais

Actuar como uma interface entre os representantes legais dos hospitais e o pessoal de gestão de risco no que diz respeito a questões legais de medicina de emergência e de cuidados críticos do departamento.

Ajustar a equipa de planeamento

A fase de planeamento de um novo EMCCD deve ser organizada por uma equipa multidisciplinar que inclua, pelo menos, o director do ECCD, o chefe do EMCCD, o coordenador de enfermagem, a pessoa focal de qualidade do EMCCD, e a pessoa focal de controlo da prevenção de infecções no EMCCD. A participação de um representante de uma associação de doentes deve ser considerada.

9. Normas Operacionais

- O hospital deve ter um Departamento de Medicina de Emergência e Cuidados Críticos liderado por um Director de Emergência e Cuidados Críticos ou chefe de departamento que cumpram os critérios seleccionados.
- O hospital dispõe de uma Triagem de Emergência, pessoal com as infra-estruturas necessárias, pessoal devidamente formado, e equipado com o equipamento, medicamentos e suprimentos necessários para fornecer serviços médicos de emergência de qualidade.
- O hospital deve ter um fácil ɯe ssiWe 4Emerg encyM edicine and Critical Care Department com uma área de estacionamento para ambulâncias.
- O hospital deve estabelecer um fluxo eficiente de Doentes em Medicina de Emergência e Departamento de Cuidados Críticos.
- O Departamento de Medicina de Emergência e Cuidados Críticos deve utilizar um sistema de triagem e classificação dos pacientes para determinar as suas

necessidades prioritárias e racionar eficientemente os cuidados aos pacientes.

- O hospital fornece serviço médico de urgência 24 horas por dia e 365 dias por ano com acesso 24 horas a um laboratório de diagnóstico, bloco operatório, radiologia, e serviços farmacêuticos.

- Existe um plano de resposta de emergência para catástrofes internas e externas com um sistema de alarme ou comunicação de pessoal e outros intervenientes em coordenação com o gabinete regional de saúde.

- O departamento de emergência tem políticas, protocolos, fluxogramas, consultas, e directrizes de tratamento para o funcionamento do Departamento de Medicina de Emergência e Cuidados Críticos.

Capítulo 3

10. Orientação de implementação e estrutura organizacional

A equipa do caso de emergência deve ser supervisionada por um Director de Emergência e cuidados críticos, bem como pelo chefe do departamento. Ele ou ela é responsável por todas as actividades conduzidas nos Serviços de Emergência: Triagem de vítimas, gestão de incidentes, teatro de operações e laboratório, farmácia, e serviços de diagnóstico.

O director dos cuidados críticos e de emergência é responsável pela gestão de todo o pessoal do departamento e deve assegurar que o equipamento e os abastecimentos estejam disponíveis para a carga de pacientes. O Departamento de Emergência e Cuidados Críticos deve servir como área ou instalação definitiva de cuidados especializados, equipados e dotados de pessoal para prestar cuidados de emergência rápidos e variados a todas as pessoas com doenças potencialmente fatais. O Departamento de Medicina de Emergência e de Cuidados Críticos deverá prestar os cuidados iniciais adequados e gerir a disposição subsequente de acordo com o domínio dos cuidados. (Ver figura abaixo (1,2).

Figura -1: Domínios de Cuidados Agudos

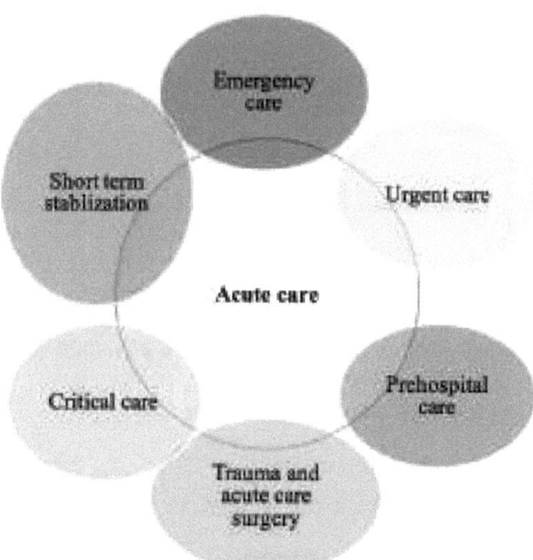

O Departamento de Medicina de Emergência e Cuidados Críticos, departamento da ACCPM, deve ser supervisionado por um director de Emergência e Cuidados Críticos Associados. Ele ou ela é responsável por todas as actividades conduzidas nos serviços de emergência, incluindo a triagem de pacientes, gestão de equipas de casos ou prática clínica e laboratório de emergência, bloco operatório, farmácia, e serviços de diagnóstico e ele ou ela pode gerir todos os serviços de medicina de emergência e cuidados críticos, AC- CPM, e equipa da unidade de cuidados intensivos (Ver Figura-2 abaixo da estrutura organizacional.

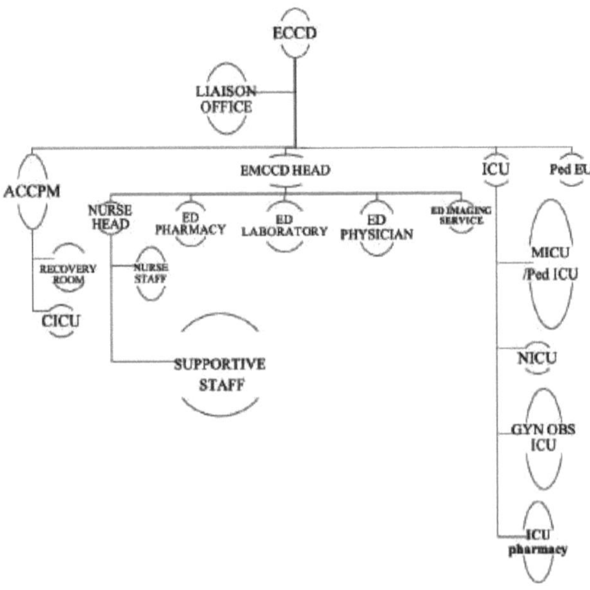

Figura-2: Estrutura organizacional do Serviço de Cuidados Críticos de Emergência e de Tratamento da Dor

DACCPM: Departamento de Anestesiologia,.

EMCCD: Departamento de Medicina de Emergência e cuidados críticos.

CICU: Unidades Centrais de Cuidados Intensivos.

11. Níveis de Emergência e Cuidados Críticos

Com base no Âmbito dos serviços que prestam Cuidados de emergência e cuidados críticos são categorizados em quatro níveis. Este nível de serviço é importante para uma compreensão básica dos serviços de cuidados de emergência, uma vez que parte do nível inferior. O hospital deve ter os seus próprios cuidados de emergência e cuidados críticos com base no seu nível de serviço (1).

- Nível básico: centro de saúde e hospitais primários
- Intermediário. Hospital geral
- Avançado: Hospital de referência
- Centro de excelência: Terciário de referência e/ou hospital-escola

Serviço básico de emergência e cuidados críticos: É o nível de cuidados de emergência esperado nas unidades de cuidados de saúde primários (hospitais ou centros de saúde primários).

Para dar aos serviços de emergência essenciais um centro de saúde deve ter o seguinte:

- Tem triagem 24 horas por dia e 7 dias por semana e entrega de serviços de emergência
- Área de ressuscitação separada com equipamento de monitorização apropriado
- Tem 24 horas de acesso a produtos de sangue
- Tem acesso 24 horas ao serviço de laboratório e farmácia
- Preparação para catástrofes e plano de resposta
- Camas para uma curta estadia
- O serviço de emergência será liderado por enfermeiros do MSC/ BSC, oficiais de saúde, ou médicos formados em cuidados críticos e de emergência.
- Um sistema de registo e de relatórios de trabalho.
- Utilização de registo médico electrónico (opcional).

Hospital primário

Todos os requisitos do centro de saúde mais um hospital primário devem ter 24 acessos aos serviços de radiologia, uma sala de operações, e uma unidade de cuidados pós-anestésicos.

Serviço intermédio de emergência e cuidados críticos

É o nível de cuidados de emergência exigidos num hospital geral.

Para prestar serviços de emergência intermédios, todos os requisitos básicos dos serviços de emergência devem ser cumpridos, caso se verifiquem as seguintes situações;

- Acesso à UCI
- O serviço de emergência deve ser prestado por fisioterapeutas de emergência / médicos de clínica geral formados / enfermeiros de emergência e de cuidados críticos.
- Acesso a cirurgiões gerais e serviço de anestesia.
- Ter uma assistente social e um oficial de ligação.
- Prestar serviços de proximidade e mentoria para serviços básicos de emergência em hospitais/centros de saúde primários.
- Plano de melhoria da qualidade (QI) como uma revisão de morte e morbidez

Serviço avançado de emergência e cuidados críticos

É o nível de cuidados de emergência esperado num hospital de referência, como o nosso hospital.

Para prestar serviços de emergência avançados todos os requisitos de serviços de emergência intermédios devem ser satisfeitos e devem incluir o seguinte;

- Tem acesso 24 horas aos seguintes testes laboratoriais: química, electrólitos, marcadores cardíacos, gasometria arterial (ABG).
- O serviço de emergência deve ser dirigido por um especialista em emergências e cuidados críticos
- Tem 24 horas de acesso ao serviço de emergências e prontidão para realizar cirurgias de emergência complexas, de acordo com as suas necessidades, com mais de uma sala de operações de emergência.
- Deve ter acesso ao serviço de digitalização CT.
- Os cuidados devem ser apoiados 24 horas por dia, 7 dias por semana, por um especialista de emergência ou por um médico sénior, 24 horas por dia, 7 dias por semana.
- Haverá uma supervisão 24/7 dos estudantes de medicina interna no departamento de emergência.
- O pessoal de enfermagem também deve receber formação em cuidados de emergência.
- Tem 24 horas de acesso às seguintes especialidades: Cirurgião geral, medicina

interna, ginecologia e obstetrícia, pediatria, anestesia, ortopedia, e saúde mental.

- Fornecer programas de extensão para serviços de emergência intermédios que forneçam hospitais.
- Os seguintes serviços devem estar disponíveis no serviço de urgência 24 horas por dia e sete dias por semana: laboratório, farmácia, sala de operações. Radiologia, serviços de trauma na UCI, ortopedia. Anestésicos, unidade de cuidados coronários, medicina geral, e serviço de saúde mental.
- Uma ala intermédia ou corredor de internamento em enfermaria para internamento de doentes com mais de 24 horas de estadia no departamento de urgências. Uma estadia superior a 24 horas no departamento de urgências deve ser inferior a 5% ao ano.
- Registo e análise de dados para melhoria da qualidade.

Centro de excelência do serviço de emergência e cuidados críticos

Para ser considerado como um centro de excelência para serviços de emergência e cuidados críticos, todos os requisitos de serviços avançados de emergência e cuidados críticos devem ser cumpridos e devem incluir o seguinte:

- Programas de formação de emergência de pós-graduação e de licenciatura.
- Centro de formação que prova diferentes cursos curtos para consumo nacional e interno.
- Orçamento dedicado aos cuidados de emergência e utilização financeira.
- Ter um departamento de emergência com uma estrutura de recursos humanos de apoio dedicado: Administrador, finanças, assistente social, unidade de garantia de qualidade, e outro pessoal necessário.
- Investigação activa com um mínimo de 2 publicações anuais.
- Mínimo de 2 projectos activos de melhoria da qualidade.
- Pelo menos uma parceria internacional.

12. Layout dos Serviços de Emergência

A disposição de uma sala de emergência considera pontos-chave que incluem a segurança, a segurança, o acesso, a imagem e as expectativas dos consumidores. Isto deve permitir um acesso rápido a todos os espaços com um mínimo de tráfego cruzado, deve haver uma proximidade estreita entre as áreas de reanimação/tratamento agudo para pacientes não amblíopes e outra área de tratamento para pacientes ambulantes, uma vez que o pessoal pode deslocalizar-se em alturas de grande carga de trabalho. O acesso dos visitantes e doentes a todas as áreas não deve atravessar a área clínica.

Os Serviços de Emergência devem ser organizados de modo a que a entrada do Serviço de Emergência possa ser facilmente acedida pela ambulância e pelos pacientes. Isto significa que a unidade de emergência deve ser localizada no piso térreo para facilidade de acesso e deve ser claramente identificada de uma forma visível a partir do portão do hospital. A sua sinalização de entrada deve ser claramente iluminada e ter etiquetas multilingues, de preferência de fundo vermelho com etiquetas de cor branca, que são visíveis da rua (mesmo à noite) e que respondem às necessidades culturais e linguísticas diversas das suas comunidades. Deve haver também uma área dedicada à entrega de doentes e ao estacionamento de ambulâncias (2,7).

Site do departamento de emergência

- Precisa de ser ritmada com sinalização clara (redonda vermelha com etiquetas brancas) numa área do hospital facilmente acessível aos veículos de emergência e aos pacientes que entram no hospital.
- A situação deve permitir facilidade de acesso e de saída do departamento de emergência.
- As áreas clínicas de partida de emergência devem ser no piso térreo.

Tamanho do departamento de emergência

A dimensão global do Departamento de Medicina de Emergência e Cuidados Críticos dependerá do volume e âmbito dos serviços prestados. Livro de Orientação para a e Cuidados Críticos, HFCSH-HU
Os factores que influenciam os requisitos globais de espaço no solo incluem,

- Número de atendimentos e padrões de atendimento de emergência a doentes,
- Acuidade do paciente

- A duração total da estadia,
- Taxas e práticas de admissão (por exemplo, se as equipas da especialidade avaliam e admitem os pacientes atempadamente).
- Tempos de recuperação de imagens e investigações laboratoriais.
- Actividades académicas
- A gama de imagens realizadas com o EMCCD (por exemplo, varrimento CT)
- O número de doentes com necessidades de saúde mental que frequentam a EMCCD.

Os hospitais devem ter espaço adequadamente designado para a medicina de emergência e o departamento de cuidados críticos e devem ter as seguintes instalações nas normas exigidas:

Lugar de estacionamento e entrada de ambulâncias

O lugar de estacionamento das ambulâncias deve estar perto da entrada da unidade de emergência, bem iluminado, e disponível exclusivamente parair doentes, familiares e pessoal. Áreas de estacionamento próximas protegidas

Deve estar disponível para os turnos de serviço urgentes do pessoal de plantão. Os ambientes de entrada de ambulâncias dos hospitais proporcionam importantes áreas de recepção e tratamento em caso de catástrofe ou incidentes químicos/biológicos/de radiação. Acesso directo a uma sala de descontaminação interna

Deve estar disponível. As barreiras físicas adequadas devem proteger as zonas de "drop off".

O departamento de emergência deve ser rotulado de forma a ser visível de todos os pontos de acesso:

- A área de estacionamento das ambulâncias deve ter pelo menos 3 lugares de estacionamento de ambulâncias.
- É necessário um espaço mínimo de 4x6m por veículo.
- A zona de estacionamento das ambulâncias deve estar perto da área de triagem e reanimação.

O serviço de ambulância deve ser prestado a todos os pacientes de emergência que necessitem do serviço sem qualquer pré-requisito e discriminação e disponível 24 horas por dia e 365 dias por ano. A ambulância do hospital deve servir apenas para serviços médicos de emergência designados (7).

Os hospitais devem ter uma ambulância interna para os cuidados de emergência e serviço de transporte de doentes de transferência inter-hospitalar ou interfacilidades de doentes e sempre que houver necessidade de apoio avançado de vida para ajudar os prestadores pré-hospitalares. A ambulância tem de servir apenas para o transporte e gestão de emergência de pacientes. Todas as ambulâncias no hospital têm de estar equipadas com equipamento e material para prestar o mínimo de Suporte Básico de Vida,

Advance Life Support e motoristas de ambulância treinados. Hospitais".
as cargas de casos e a disponibilidade de áreas de acesso de ambulâncias devem determinar o número adequado de ambulâncias nos hospitais, incluindo as utilizadas para doentes não urgentes. No departamento de emergência, as ambulâncias devem ser geridas por um gabinete de ligação do departamento sob o controlo do departamento, em coordenação com o gabinete de ligação do hospital.

Serviço de ligação do departamento de medicina de emergência e cuidados críticos.

Este serviço é o serviço mais importante e central prestado no departamento de emergência. O departamento deve ter pelo menos 6-10 pessoas de ligação que actuem como serviços de emergência e de cuidados críticos. O gabinete de ligação para emergências e cuidados críticos deve ter um plano, sala e programa separados dos serviços do gabinete de ligação do hospital; dar prioridade em primeiro lugar ao paciente crítico no departamento e estes são responsáveis perante o chefe do EMCCD. Os serviços de ligação do departamento de medicina de emergência e de cuidados intensivos devem seguir os seguintes princípios:

Cada dia, (de 8 em 8 horas) o oficial de ligação deve avaliar o número de camas desocupadas, o número de pacientes no departamento de urgências à espera de serem transferidos para as enfermarias de internamento, e o número de pacientes na UCI a serem transferidos para a enfermaria.

Se o despacho/centro de comando estiver disponível, o oficial de ligação **tem** de dar um relatório sobre camas vagas três vezes por dia ao centro e actualizar a informação do dia em particular.

- Se o serviço não estiver disponível, será feita comunicação directa entre as instituições de saúde.

- Assegurar que o serviço de ambulância está instalado durante 24 horas e está equipado com o material médico necessário para pacientes em estado crítico de emergência.

Quando um estabelecimento telefona para encaminhar casos de emergência, o oficial de ligação de emergência deve verificar o seguinte antes de aceitar o encaminhamento como um hospital terciário:

- A disponibilidade de camas na equipa de cuidados onde o doente necessita de serviço

- A disponibilidade do serviço e do profissional (algum serviço pode ser prestado por um profissional individual altamente treinado; nesse caso, a ligação deve verificar a presença dos profissionais e dos serviços).

- A adequação do encaminhamento, ou seja, o encaminhamento deve ser baseado na rede de encaminhamento e quaisquer encaminhamentos não devem estar fora do acordo da rede de encaminhamento, ou a importância tem de ser justificada com uma discussão com o médico aceitante.

- A informação sobre o estado clínico do paciente, para assegurar um transporte seguro e para considerar o paciente é acompanhada por um profissional que tem competências para salvar vidas.

- Informar a unidade acolhedora sobre o estado do paciente que chega, a disponibilidade do serviço e a hora prevista de chegada à unidade, de modo a que a unidade acolhedora faça os arranjos necessários em conformidade.

Se um caso de emergência chegar ao hospital, mas não puder ser tratado pelo serviço de emergência do hospital,-ou se não houver cama é as/a-rl-alDle, então o oficial de ligação e encaminhamento pode contactar o centro de comando de emergência para identificar um hospital alternativo para o qual o paciente deve ser encaminhado (2,5).

A área do assistente do paciente no portão de emergência

O pessoal assistente do paciente (recepcionista) na porta de emergência recebe; apoia e orienta os pacientes que chegam para cuidados de emergência e críticos e assegura a entrega adequada dos pacientes. Devem ser facilmente identificados com casacos reflectores. Todos os assistentes de doentes devem ser treinados em movimentação e manipulação de doentes, suporte básico de vida, capacidades de comunicação, e procedimentos de prevenção e controlo de infecções. A experiência de um paciente num hospital é frequentemente afectada pelo seu primeiro encontro. Por conseguinte, é fundamental que a recepção de um paciente no portão seja uma experiência positiva.

O pessoal da recepção deve ser colocado perto do portão principal para encaminhar os pacientes ou visitantes para o local apropriado nas instalações. O pessoal da recepção deve conhecer os serviços prestados pelo hospital, o pessoal que presta serviços (chefes de equipa do caso), e o layout do hospital.

Devem existir dispositivos de comunicação e de apoio ao paciente na área de atendimento de emergência, incluindo
Os pacientes chegam ao EMCCD de diferentes formas, incluindo ambulância, transportes públicos e/ou/e a pé/e independentemente, a pé/apoiados pela família e o apoio deve ser fornecido de acordo com as necessidades individuais do paciente. Por exemplo: para pacientes que chegam ao EMCCD em transporte público ou a pé, uma recepcionista no portão do hospital deve guiar ou dar apoio adequado ao paciente, quer fornecendo uma cadeira de rodas, maca ou ajudar a família a chegar à área de triagem.

Para doentes críticos que chegam de ambulância, a tripulação da ambulância deve notificar o EMCCD do hospital sobre a natureza do estado do doente e receber instruções sobre o plano de gestão de doentes em rota. Isto permitirá ao hospital EMCCD preparar-se com bastante antecedência em relação ao paciente que chega. A enfermeira da triagem, um porteiro e um médico de emergência devem estar de prontidão no portão do EMCCD para receber o paciente da tripulação da ambulância e iniciar os cuidados e tratamentos de emergência adequados com base no estado do paciente.

A equipa de recepção do EMCCD deve assegurar-se de que recebe a folha de cuidados de saúde do prestador de cuidados pré-hospitalar de ambulância como parte da entrega do paciente. Deve haver uma segurança do pessoal que proteja de qualquer paciente agressivo (1,7).

O pessoal de recepção deve verificar o seguinte de cada paciente e orientar o paciente em conformidade.

1. O paciente é uma emergência?
2. A paciente é mãe em trabalho de parto?
3. O paciente tem uma consulta para uma clínica de acompanhamento ?
4. O paciente está a ter uma consulta para a sua admissão ?

5. O paciente é um paciente privado?

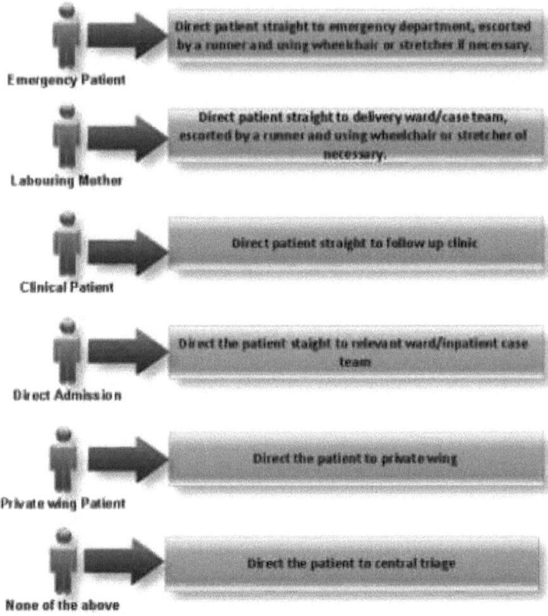

Figura-3. Responsabilidades do serviço de recepção.

Área de triagem

A área de triagem é o primeiro ponto de contacto para doentes com o pessoal de CEM-CD e deve estar situada na entrada do departamento com uma sinalização amplamente reconhecida pelos doentes e pelo público em geral. A área de triagem deve estar equipada com o equipamento e materiais de triagem necessários, e ser provida por profissionais de triagem treinados e experientes, incluindo assistentes de doentes.

O pessoal designado para a área de triagem do EMCCD deve estar disponível no local e pronto a receber sempre os pacientes que chegam. O assistente do doente é responsável pelo apoio ao doente, movimentação e manuseamento seguro, e pela preparação de cadeiras de rodas e macas para utilização quando são necessárias.

Os assistentes dos doentes precisam, portanto, de receber formação sobre apoio básico de vida, prevenção de infecções, e capacidades de comunicação. Os doentes com condições de vida ou de ameaça de membros podem contornar a área de triagem a ser gerida na área de reanimação. A documentação da triagem para pacientes que necessitem de reanimação deve ser retrospectiva.

A área de triagem deve ter uma visão clara tanto da sala de espera como da entrada da ambulância.

A área de triagem deve ter acesso ao seguinte equipamento:

- Monitor fisiológico
- Lavatório para equipamento de lavagem das mãos para precauções padrão
- Luz de exame
- Cadeiras e secretária
- Balanças de peso
- Técnico de exames
- Equipamento de reanimação e medicamentos de emergência
- Computadores, etc.

Sala de descontaminação

Uma sala de descontaminação deve estar disponível para os doentes contaminados com substâncias tóxicas. Para além dos requisitos de uma sala de isolamento, esta sala deve estar disponível:

- Ser directamente acessível a partir da baía da ambulância sem entrar em qualquer outra parte do departamento.

- Ter uma mangueira de água flexível, drenagem do chão, e torneira de água contaminada.

- Ter espaço de armazenamento para equipamento de protecção pessoal e de descontaminação

- Privacidade a partir da vista do público.

- Tem acesso directo a partir da vista da ambulância.

Registos médicos/Caixa/Socialista

Deve existir uma relação operacional entre registos médicos, caixa, e assistente social para assegurar o registo dos detalhes do paciente, ou um registo médico anterior é recuperado. O assistente do doente deve ajudar os doentes ou os seus familiares com os pagamentos de registo à caixa, devendo esta última estar situada ao lado do pessoal do registo médico. Os doentes sem capacidade para pagar o seu tratamento devem ser tratados pelos serviços sociais do hospital sem demora no seu tratamento. Deve haver um canto separado do registo médico de urgência (sob o registo médico principal do hospital). O acesso é necessário para assegurar que os antecedentes médicos dos doentes possam ser obtidos sem demora. Assim, os pacientes de emergência não devem ter de se alinhar para se registarem. Um sistema de transferência de registos médicos mecânicos ou electrónicos é desejável para minimizar atrasos e custos de mão-de-obra. O acesso aos registos médicos deve estar disponível 24 horas/dia e 365 dias por ano.

Independentemente da disponibilidade/não disponibilidade de familiares acompanhantes de um paciente de emergência, o registo médico deve ser efectuado com a ajuda ou integralmente pelos enfermeiros assistentes/corredores. Recomenda-se vivamente que os pacientes sejam atendidos numa única janela (balcão único) para garantir que as caixas estejam localizadas junto à sala de registo médico.

Área de espera

A área de espera de emergência deve ser localizada perto da área de triagem e recepção com fácil acesso e adequada para observação e acompanhamento dos pacientes pela enfermeira de triagem. Os pacientes com condições estáveis devem permanecer na área de espera até que o médico esteja pronto para avaliar as suas condições. A enfermeira de triagem deve continuar a observar, comunicar, tranquilizar, e voltar a transportar os pacientes da área de espera, conforme a necessidade, até que sejam transferidos para outro serviço dentro do hospital. A área de espera deve ser mantida limpa, bem iluminada, e bem ventilada e deve proporcionar espaço suficiente para a espera de pacientes, bem como de familiares.

Sala de isolamento

Devem ser previstas salas de isolamento para o tratamento de doentes potencialmente infecciosos. Devem ter um quarto com instalações de desinfecção, áreas de lavagem e lavagem, ventilação negativa, e ser instalações de suite de linho autónomas. Os quartos devem ser equipados com instalações para áreas de tratamento agudo e localizados adjacentes à área de recepção dos pacientes, ou seja, triagem para permitir o isolamento imediato de pacientes potencialmente altamente infecciosos, com base nas normas do hospital. As salas de isolamento também podem ser utilizadas para tratar pacientes com condições que exijam separação de outros pacientes, por exemplo, pacientes que exijam privacidade para condições clínicas, ou que sejam uma fonte de angústia visual ou auditiva para outros. Os doentes falecidos podem ser colocados para que os familiares enlutados passem tempo com os seus falecidos. Esta sala deve ser completamente fechada do chão ao tecto.

Área de reanimação

A área de ressuscitação é uma área chave de um departamento de emergência. Normalmente contém várias tomadas de reanimação individuais, geralmente com uma área de reanimação dedicada totalmente equipada adjacente a uma área de triagem. Cada baía está equipada com equipamento de reanimação, incluindo um desfibrilador, ventilação mecânica, CPAP/ BiPAP, e abastecimentos com mecanismo de recarga sistemático e expostos num único carrinho (carrinho de reanimação).

Departamento de Emergência e Cuidados Críticos Sala de operações de teatro

A sala de operações deve ser facilmente acessível à equipa do caso dos serviços de emergência. Se a carga de trabalho for elevada, deve haver uma sala de operações específica apenas para os serviços de emergência (com pelo menos 2 mesas OU). No entanto, a sala de operações geral pode ser utilizada se a carga de trabalho é menor, caso em que os casos de emergência devem sempre ter prioridade sobre os casos cirúrgicos eletivos ou frios.

Unidade de cuidados intensivos do departamento de emergência e cuidados críticos

Departamento de emergência e cuidados críticos que tem uma unidade de cuidados intensivos de nível I separada para proporcionar a estabilização inicial de doentes críticos, mas que são limitados na capacidade de proporcionar cuidados críticos abrangentes. Este departamento requer políticas escritas que abordem a transferência de doentes críticos para centros de cuidados intensivos capazes de prestar os cuidados intensivos abrangentes necessários (nível III ou nível II). O departamento pode continuar a admitir e a cuidar de um número limitado de pacientes de UCI para os quais os cuidados são rotineiros e consistentes com os recursos hospitalares e comunitários. Uma vez que as UCI de nível I são limitadas na sua capacidade de prestação de cuidados críticos abrangentes, a formulação de pequenas UCI centra-se na estabilização e condução de ventilação mecânica para pacientes antes da transferência para um centro de cuidados críticos abrangentes (nível III ou II). Como resultado, a orientação delineada anteriormente para os centros de nível II e III, embora desejável, nem sempre é aplicável.

A UCI de nível I requer um médico no local 24 horas/dia que possa gerir emergências, possa assegurar as vias aéreas, possa estabelecer um acesso intravenoso rápido e proporcionar, seja qualificado em Suporte Avançado de Vida Cardíaca (ACLS), Triagem e Avaliação e Tratamento de Emergência (ETAT), ou Suporte Avançado de Vida Pediátrico (PALS), Treinamentos Avançados de Suporte de Vida Traumático (ATLS) ou tenha peças equivalentes de formação ou formação subespecializada em medicina de cuidados críticos.

Todos os grupos etários, incluindo os pediátricos, serão vistos, excepto aqueles com idade inferior a 1 mês, uma vez que esta idade será tratada numa unidade de cuidados intensivos neonatais separada. É comum e aceitável que o médico de clínica geral, médicos de urgência, anestesistas, pediatras, internistas gerais, e cirurgiões gerais desempenhem este papel. A relação médico-paciente aqui não é superior a 1:4.

Enfermeiros com formação em cuidados críticos e respiratórios thf<Is.r.ap*st^ devem estar disponíveis no local, 24 horas por dia. Se as terapias respiratórias estiverem disponíveis, cobrir também o local durante 2 horas. Os serviços essenciais de

farmácia devem ser prestados por farmacêuticos, se não por farmacêuticos clínicos. Com excepção de serviços altamente especializados, devem estar disponíveis serviços básicos para a estabilização, monitorização e tratamento de doentes críticos. Políticas de transporte detalhadas e conhecimentos especializados no transporte de pacientes são essenciais para este centro (4).

Recursos humanos:

- Exigir um médico no local 24 horas/dia que possa gerir as emergências.

- Médicos: Médicos de clínica geral ou outros especialistas com formação adequada em cuidados críticos como ACLS, PALS, ETAT, BLS, formação avançada em vias aéreas. Anestesistas, Medicina Pulmonar e de cuidados críticos, médicos de emergência pediátrica, e médicos críticos ou médicos de emergência também podem fazer parte da equipa, se disponíveis.

- Enfermeiros: Enfermeiras com formação em cuidados críticos e de emergência, Enfermeira - a relação paciente a paciente deve ser de 1:1 ou 2

- Farmacêuticos ou farmacêuticos clínicos formados em cuidados de UCI
- Outro pessoal de apoio; tais como pessoal biomédico, porteiro, nutricionista, electricista, pessoal de secretariado de dados da UCI e pessoal de limpeza devem estar disponíveis.

Área de exame

Uma sala de exame separada para cada paciente e médico não é obrigatória na sala de urgência e de cuidados críticos, uma vez que o exame físico dos pacientes de urgência pode ser feito na sala de ressuscitação. No entanto, devem ser organizados cubículos de exame polivalentes para os pacientes menos críticos. Os médicos de DE devem utilizar a estação/contador multidisciplinar entre as intervenções dos doentes para escrever. A implementação de tal disposição assegurará que um cubículo possa servir muitos médicos e pacientes.

Área de procedimento

Esta é uma área onde são armazenados tipos de procedimentos limpos e estéreis e são efectuados procedimentos não críticos como suturas, cateterizações da bexiga, cuidados com feridas menores, e outros. Os procedimentos para pacientes críticos devem ser realizados na área de ressuscitação com ressuscitação contínua ou contínua. Esta área deve ter instalações adequadas para a lavagem das mãos.

A área de observação e tratamento.

Esta é uma área para estabilização e observação de pacientes que ainda precisam de ser confinados à cama ou uma área para manter os pacientes durante 24 horas ou menos até serem transferidos para enfermarias de internamento, unidade de cuidados intensivos ou outras instituições de saúde.

Serviços farmacêuticos.

Todos os medicamentos e equipamento para a ressuscitação e gestão de pacientes de emergência devem estar prontamente disponíveis em cada área de tratamento e procedimento. A proximidade é desejável para permitir que as pré-criações sejam preenchidas por Datients que disponham de um serviço de farmácia de emergência prontamente acessível é para assegurar o rápido reabastecimento de medicamentos e aprovisionamentos essenciais de emergência, sem demora, e a gestão de medicamentos e aprovisionamentos auditáveis.

O farmacêutico ou farmacêutico deve trabalhar em estreita colaboração com a enfermeira responsável pelo reabastecimento e estabelecer um processo de reabastecimento eficiente. O serviço de urgência de farmácia deve ser aberto durante 24 horas e dirigido por um farmacêutico licenciado, responsável perante o serviço de urgência do hospital (2).

Laboratório/ instalações de recolha de amostras e testes.

As amostras laboratoriais devem ser obtidas no departamento de medicina de emergência e cuidados críticos e analisadas quer no departamento quer no laboratório central, dependendo do teste solicitado. No mínimo, os testes seguintes devem ser fornecidos no departamento de medicina de emergência e cuidados intensivos;

- Hemoglobina
- Hematócrito
- Filme de sangue
- Combinação de grupo sanguíneo e cruz
- Contagem total de células/ CBC

- Açúcar no sangue aleatório
- Urinálise
- Exame de fezes
- Teste de gravidez
- Testes de função renal e hepática (Cr/BUN)
- Electrólitos de soro (Na^+, K^+, Ca^+)
- Biomarcadores cardíacos (Troponin)

Testes mais complexos podem ser realizados no Laboratório Central. Se a amostra for testada no laboratório central, então um corredor deve levar a amostra ao laboratório e recolher o resultado. Além disso, o departamento de emergência deve ter o seu próprio pessoal de recolha de amostras ou flebotomista, que está disponível para 24-abrigos por dia. A disponibilidade de flebotomista no local pode reduzir a carga de pessoal do departamento de emergência e acelerar o tratamento de pacientes gravemente doentes.

Instalações de imagiologia e baía a nível hospitalar terciário

Isto é utilizado para alojar e carregar equipamento de raios X móvel que deve ser facilmente acessível às principais áreas de tratamento, incluindo a sala de gesso. Ter o raio-X portátil e o ultra-som minimiza o atraso da gestão dos pacientes; por conseguinte, tem de ser considerado obrigatório. E deve haver um serviço de radiologia 24/7 com um radiologista ou um delegado disponível. A disponibilidade de um serviço de radiologia funcional com radiologista no departamento de emergência não só melhora os cuidados, mas também minimiza o custo e a separação do paciente.

Enfermeiras e consultórios médicos

Esta é uma área onde é colocada uma mesa de balcão com várias cadeiras e um computador. Todas as ferramentas de documentação e fichas de pacientes são aqui guardadas electronicamente e manualmente. Além disso, a estação deve ter uma arte de rede de Internet·read^mateW^i"™for referência fácil. Esta estação deve ter uma sala separada para médicos, enfermeiras e pessoal feminino.

Escritório de administração

O escritório fornece espaço para a administração, segurança e qualidade da gestão, ensino, reuniões ou debates curtos, e funções de investigação do departamento de medicina de emergência e cuidados críticos. O espaço do escritório deve ser fornecido com base na delimitação de funções do departamento de medicina de emergência e de cuidados críticos. Deve haver também espaço para a equipa de enfermagem.

Sala do pessoal ou Sala de reuniões

Esta é uma área onde o pessoal do departamento de medicina de emergência e cuidados críticos terá refrescos durante o horário de expediente. Idealmente, o pessoal de emergência não deve sair para tomar chá, almoçar ou jantar, nem para salas de serviço para descanso. Tais salas devem estar equipadas com cadeiras confortáveis, tipos de equipamento, e material para refrescos. Adjacente ou no departamento de medicina de emergência e cuidados intensivos, os hospitais deveriam também providenciar enfermeiros e médicos sala de reunião matinal de acordo com os casos de revisão e resolver os principais problemas identificados através de formação de melhoria da qualidade e discussões wif* medicina de emergência e unidade de cuidados intensivos.

Áreas de utilidade

Utilitário Limpo

Esta deve ser de tamanho suficiente para o armazenamento de material limpo e esterilizado com uma área de bancada adequada para a preparação de tabuleiros de procedimento e equipamento.

Sala de eliminação

O acesso deve estar disponível a partir de todas as áreas clínicas. A sala suja ou de eliminação é utilizada para a eliminação de resíduos clínicos e outros resíduos e roupa suja, para testes e eliminação de amostras de doentes, para descontaminação e armazenamento de utensílios de doentes tais como panelas, urinóis e tigelas; para limpeza e conservação de equipamento usado para recolha e esterilização noutros locais.

As massagens e bacias para lavagem das mãos com álcool devem estar disponíveis em cada área de tratamento e ser acessíveis sem atravessar qualquer outra área clínica.

Deve haver espaço suficiente para abrigar o seguinte:

- Bancada em aço inoxidável com lavatório e escorredor.
- Pão e prateleira para garrafas
- Tigela e suporte de bacia
- Lavadora de Utensil
- Anti-séptico de pan/bowl washer
- Lavatório de autoclismo

Espaço de armazenamento para equipamento de teste. p. ex., Urinálise

- Deve ser considerada uma sala de eliminação opcional adjacente à utilidade suja.

Serviço de apoio (segurança, limpeza, porteiro)

A medicina de emergência e os cuidados críticos poderiam ser um departamento onde o doente agitado estivesse presente. E também é um local onde se coloca equipamento caro nas baías. Considerando isto, tem de haver sempre pessoal de segurança designado para proteger a segurança e o ambiente do EMCCD. Para manter o departamento arrumado e limpo, o limpador deve estar disponível no departamento de emergência e estar sempre a bordo para agir imediatamente em matéria de segurança e limpeza ambiental. No EMCCD, o pessoal e o paciente, bem como os sanitários e casas de banho masculinos e femininos, devem ser separados com disponibilidade contínua de água e luz na proporção recomendada. Os quartos no piso de emergência devem também ter um sistema de ventilação adequado.

O Departamento de Medicina de Emergência e Cuidados Críticos depende fortemente dos carregadores para escoltar os pacientes e materiais em todo e entre todos os edifícios hospitalares. Os carregadores devem receber alguma formação especializada no tratamento de pacientes de emergência. O principal foco dos serviços de porteiro é a deslocação de pacientes do portão, ambulância, e entre diferentes departamentos dentro do hospital. Além disso, transportam produtos de sangue, amostras de laboratório, resultados de raios X, cadeiras de rodas, macas e gráficos de um local para outro, conforme necessário. Em caso de deslocação de pacientes críticos, outros trabalhadores, tais como enfermeiros e médicos, podem ser chamados a efectuar cuidados de emergência para evitar casos de rgent. O porteiro, segurança e serviço de limpeza devem estar disponíveis para todas as unidades 24 horas por dia.

Sistema de comunicação

O Departamento de Medicina de Emergência e Cuidados Críticos (EMCCD) dos hospitais precisa de comunicar com o Centro de Despacho, os prestadores de cuidados pré-hospitalares, e outras instalações de saúde, e a comunidade. Para este efeito, o departamento tem de estar equipado com telefone directo, comunicação via rádio, walky-talky, e serviços de Internet, incluindo sire. Para uma comunicação rápida e eficiente entre o pessoal do EMCCD, todo o pessoal do departamento tem de ter um pager sempre que possível.

Sala de equipamento/loja

Este é utilizado para o armazenamento de equipamento (por exemplo, postes IV) e material médico descartável para o departamento. Deve haver espaço suficiente para armazenar e carregar equipamento alimentado por bateria, por exemplo, bombas de infusão. Isto não inclui o espaço de armazenamento dentro das áreas de tratamento.

Como princípio geral, o Departamento de Medicina de Emergência e Cuidados Críticos deve ter espaço de armazenamento suficiente para transportar 72 horas de fornecimentos de material médico descartável e fluidos intravenosos. Questões logísticas locais e considerações de gestão de risco podem ditar uma maior capacidade de armazenamento. Esta área deve ser acedida pelo pessoal de enfermagem e médico disponível.

Loja de equipamentos para catástrofes ou causalidade em massa

Esta deve ser localizada perto da entrada da ambulância e deve ter um tamanho compatível com o papel do EMCCD num incidente grave ou o tamanho da loja depende do desastre previsto e do papel da instalação. Deve haver espaço pendurado para vestuário especializado/ fatos de protecção, bancadas de trabalho para verificação de equipamento, e tomadas de corrente para bancos de baterias.

Centro de Recursos de Aprendizagem

Tipo de biblioteca que existe dentro de um ambiente educacional como as faculdades e universidades de educação. Este centro deve ser estabelecido como um padrão no departamento de medicina de emergência e cuidados críticos para o ensino de residentes e enfermeiros de emergência.

Equipamento utilizado para o estabelecimento do centro:

- Precisa de computador: 5 a 10.
- Acesso à Internet que funciona bem.
- Mobiliário completo.

Centro de Simulação

Isto proporciona uma experiência de aprendizagem segura que promove uma compreensão bem sucedida em todos os aspectos dos serviços de cuidados de emergência e onde se pratica o salvamento de vidas em caso de emergência. Simula um ambiente hospitalar totalmente equipado para a prática de todas as competências clínicas. O seguinte equipamento listado será utilizado para o estabelecimento do centro:

- Equipamento de vias aéreas e respiração: via aérea oral, orofaringe, LMA, saco Ambu CPAP BiPAP, otoscópio, laringoscópios, KIT de intubação, etc.

Doll /MANICKUN, máquina desfibriladora, etc. Instrumentos utilizados para a aprendizagem e educação.

^|U Computadores com acesso à Internet

- Mobiliário: Secretária, carrinho de emergência, e outros equipamentos necessários devem estar disponíveis no centro (Ver tabela-5: equipamento).

13. Via de emergência para doentes

O fluxo de pacientes num ambiente hospitalar refere-se aos processos e procedimentos necessários para assegurar o fluxo eficiente de pacientes entre serviços. O fluxo de pacientes requer vários inputs, incluindo recursos humanos, infra-estruturas, equipamento, protocolos e vias de acesso. Um fluxo de pacientes adequadamente concebido e implementado reduzirá os tempos de espera dos pacientes, aumentará a eficiência dos prestadores e a satisfação do pessoal e dos clientes, bem como melhorará a qualidade geral dos cuidados de saúde. Os pacientes que entram no hospital através da entrada separada do departamento de emergência, via ambulância, a partir da recepção, ou os encaminhados para o departamento de emergência a partir da triagem central, devem ser submetidos à Triagem de Emergência. Se forem necessárias mais investigações e/ou tratamentos após a triagem, estes devem ser fornecidos pela equipa de urgência. Os doentes que não sejam classificados como casos de emergência devem ser encaminhados para a triagem central de uma forma bem organizada e com a ajuda do pessoal assistente do doente (1,7).

Fluxograma do paciente no EMCCD (Modificado)

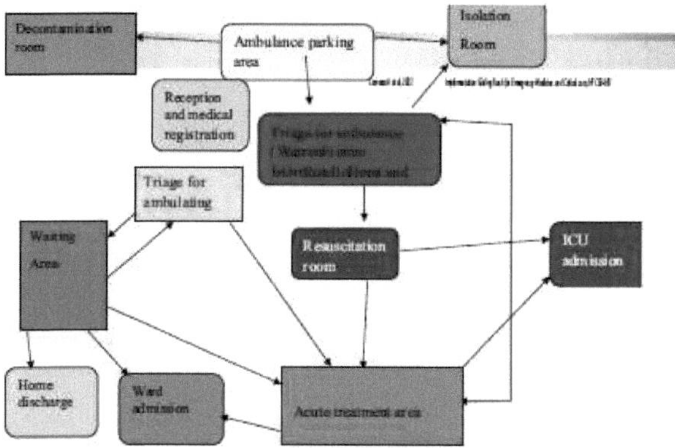

Figura-4: Fluxo de pacientes para o serviço avançado de medicina de emergência e cuidados críticos e também utilizado para centro de excelência (1).

Figura-5: Diagrama de fluxo do paciente no EMCCD (2).

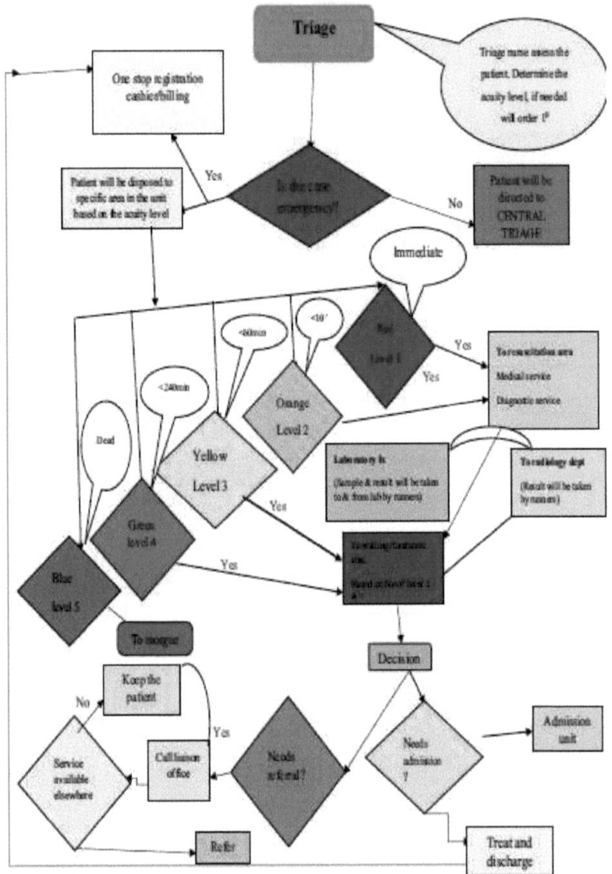

13.1. Triagem de emergência do paciente

Actividades realizadas na área de Triagem de Emergência

A triagem pode ser definida como a "classificação dos pacientes em grupos prioritários de acordo com as suas necessidades e os recursos disponíveis". Trata-se de um método

de classificar as pessoas doentes ou feridas de acordo com a gravidade da sua doença ou lesão, minimizando assim os atrasos, salvando vidas, e fazendo o uso mais eficiente dos recursos disponíveis. Durante a triagem de emergência, quaisquer problemas identificados com funções corporais críticas (vias respiratórias, respiração, ou circulação) devem ser alvo da devida atenção e ressuscitados imediatamente.

Idealmente, as áreas de triagem de emergência para adultos e pediátricos e o pessoal de triagem para pacientes de emergência deveriam ser separados. No entanto, se a carga de trabalho for baixa, uma única triagem pode servir tanto pacientes adultos como pediátricos no departamento de emergência. Neste caso, os pacientes pediátricos devem ter prioridade sobre os adultos se mais do que um paciente necessitar de triagem e gestão de emergência ao mesmo tempo.

Para facilitar o acesso e a preparação do pessoal e das instalações de emergência, os agentes de triagem devem ser comunicados antes da chegada dos doentes através do serviço de ligação. Condicionalmente, o oficial de triagem notificará a equipa de gestão de casos adequada para uma possível ressuscitação ou procedimentos urgentes.

O serviço de triagem de emergência deve ser prestado 24 horas por dia, 365 dias por ano. Devem ser desenvolvidos e implementados protocolos nacionais de triagem de adultos, obstétricos e pediátricos. Os protocolos devem ser afixados nas paredes das áreas de triagem, como um "forte de memórias de socorro de emergência Os doentes devem ter acesso à área de triagem sem o impedimento da sua capacidade financeira e/ou guarda de segurança. Inicialmente, um doente que chegou à área de triagem de emergência deve ser avaliado por uma enfermeira (normalmente a enfermeira "triagem"), que faz um juízo inicial sobre a rapidez com que os cuidados de emergência devem ser prestados. Se um doente precisar de descontaminação, deve ser imediatamente encaminhado para a área de descontaminação. A(s) enfermeira(s) de triagem tem de ter formação em técnicas de triagem e de salvamento de vidas de emergência. Os enfermeiros de triagem têm de estar na área de triagem durante todo o tempo 24/7 dias (2).

As principais actividades:

- Iniciar a avaliação apropriada da triagem.
- Decidir o nível de acuidade do paciente (Vermelho, Laranja, Amarelo, Verde, e Preto) usando o formato de triagem padronizado e orientações de apoio.
- Eliminar os pacientes de acordo com o seu nível de acuidade até à ressuscitação, exame, ou área de espera.
- Iniciar intervenções de enfermagem apropriadas quando necessário.
- Voltar a transportar, tranquilizar, e fazer investigações muito importantes para os pacientes que aguardam na área de espera.
- Garantir a segurança dos pacientes e do pessoal do departamento.
- Manter a privacidade dos pacientes.
- Fornecer educação aos pacientes e ao público, quando apropriado, para facilitar.
- Actuar como ligação para membros do público e outros cuidados de saúde profissionais.

Todos os pacientes adultos precisam de ser triados por um sistema de triagem de emergência com cinco níveis de código de cores como Vermelho, Laranja, Amarelo, Verde, Preto, ou Azul usando o nível de índice de gravidade de emergência. Enquanto que para os doentes pediátricos os responsáveis pela triagem decidem se o doente será visto imediatamente e receberá tratamento que salva vidas (Emergência), ou será visto em breve (prioridade), ou pode esperar com segurança que a sua vez seja examinada Fila (Não-Urgente) com base no protocolo de Triagem e Tratamento de Emergência (ETAT) se a triagem de emergência pediátrica for comum com o adulto.

Após a avaliação inicial e a triagem para estabilizar funções vitais, os pacientes devem ser designados para a Equipa de Gestão de Casos para mais investigações, tratamento e acompanhamento. A enfermeira de triagem deve sempre certificar-se de que a folha de triagem é preenchida e anexada à triagem do paciente.

Durante a triagem e gestão de casos de emergência, os corredores devem tratar dos processos administrativos relevantes (tais como o registo do paciente, a recuperação do registo médico do paciente, a realização de pagamentos, etc.) (2).

Requisitos de Recursos Humanos para a Triagem de Emergência

O Oficial de Triagem de Emergência deve receber formação em Triagem de Emergência e Gestão de Casos de Emergência. Deve ser um enfermeiro ou médico, mas se tal não for possível, outro profissional de saúde qualificado pode assumir esta função. Deve ser assistido por um ClinicS'Jfflk Se a carga de trabalho for elevada, o hospital pode nomear mais do que um Oficial de Triagem de Emergência e Enfermeiro.

Equipamento de Triagem de Emergência e Requisitos de Fornecimento

A triagem de emergência deve ser equipada com os seguintes itens, no mínimo. Cada hospital deve realizar a sua avaliação para determinar a quantidade de cada item e quaisquer outros itens necessários, para além dos seguintes:

- Secretária
- Cadeiras
- Técnico de exames/escola
- Termómetro
- Estetoscópio adulto
- Estetoscópio Pediátrico
- Esfigmomanómetro para adultos
- Esfigmomanómetro pediátrico
- Fonte de luz
- Torniquete
- Oxímetro de pulso
- Glucómetro
- Monitor de ECG
- Desfibrilador
- Oxigénio
- Colarinho de pescoço, Tábua traseira e cinta lombar
- Vias aéreas orais e nasofaríngeas - tamanho adulto/pediátrico
- Sacos ambu - tamanho adulto/pediátrico
- Máquinas e tubos de sucção

- Glucoteste da picada no dedo e hemoglobina da picada no dedo
- Baquetas de urina e testes de gravidez de urina
- Escala de peso - adulto/pediátrico - pendurado, fita métrica
- Telas, divisórias ou salas separadas
- Andadores, cadeiras de rodas, macas
- Luvas, máscaras faciais e outros equipamentos de protecção pessoal
- Fornecimento de medicamentos de emergência essenciais.

Requisitos de formação do pessoal de emergência

Todo o pessoal clínico de emergência deve ser formado para realizar a triagem e o tratamento de emergência, seguindo os protocolos de triagem estabelecidos e o manual de medicina de emergência. A formação será dada 2 vezes por ano em diferentes porções actualizadas para o departamento de medicina de emergência e cuidados críticos do HCW e de 6 em 6 meses para o pessoal clínico de emergência recentemente designado.

13.2. Ressuscitação de emergência do paciente ou zona vermelha

Todos os pacientes com condições de risco de vida e com paragem do CVS foram hospitalizados nesta área para ressuscitação, intervenção apropriada e monitorização. No início da reanimação, vários médicos e enfermeiros especializados (que receberam formação em reanimação de doentes instáveis) puderam participar de acordo com a condição do doente. A enfermeira responsável por este treinador é responsável pela disponibilidade e manutenção de material de emergência e medicamentos. Após a reanimação, o paciente deve ser transferido para a área devidamente designada (sala de observação, enfermaria, bloco operatório, ou pode ser encaminhado para o nível adequado de estabelecimento de saúde para a continuação de

Pelo menos 8 camas de reanimação com duas camas de RCP, 4 Ventilação Mecânica devem estar disponíveis na área de reanimação com o tamanho mínimo para uma cama de reanimação de uma cama é de 10 m2 ou 9 m2 para cada cama. A área deve ser facilmente acessível a partir da área de triagem e deve haver espaço adequado para monitorização, equipamento de reanimação, e medicamentos de emergência. Num departamento de Medicina de Emergência e Cuidados Críticos deve haver 2-3 sofás de reanimação para adultos e o mesmo número para crianças.

Recursos humanos:

O rácio de pessoal tem de ser de 1:1(uma enfermeira para um paciente).

- Enfermeiros: 8 enfermeiros de MSc ECC com um líder de equipa de enfermagem.
- Consultor/médico da ECC: 1 por turno com tempo integral.
- Médicos de Clínica Geral ou Residentes: 2-3 por turnos.
- Estagiários médicos: 4 por turno.
- Portadores, Limpadores, e outro pessoal de apoio.

Instrumento necessário:

- Máquina monitor - relação paciente: 1:1
- Máquina de aspiração - relação doente: 1:2
- Monitorização cardíaca, reanimação / medicamentos de emergência, e equipamento.
- Raio-x portátil, U/S e desfibrilador
- Carrinhos de acesso intravenoso e carrinho de colisão.
- Cateterização urinária
- Bandeja de gestão das vias aéreas, traqueostomia, ECHO, ECG, e Perfumista.
- Equipamento de reanimação pediátrica (com diferentes tamanhos e

tipos).

Caixa A. Pontos-chave

---

f ■ O especialista ou médico responsável pelos cuidados críticos e de emergência deve assistir a uma ronda médica regular duas a três vezes por dia e o médico/estagiário médico, os residentes também escrevem a nota de progresso para os pacientes críticos até que o paciente seja admitido nos seus respectivos departamentos.

- A medicação é administrada apenas por enfermeiras que trabalham na área da reanimação. Os estagiários médicos não são elegíveis para administrar os medicamentos.
- Todos os CCS devem entregar todos os pacientes à respectiva equipa da

próxima ronda sem sair do departamento, conforme mencionado no protocolo.

13.3. Observação/Tratamento de emergência de doentes/

A área de observação é um continuum da área de reanimação, e os pacientes nesta área requerem um acompanhamento rigoroso e a continuação do tratamento iniciado. Após a reanimação ou os pacientes que requerem observação e gestão temporária a curto prazo são admitidos nesta área. O número de camas para observação varia de hospital para hospital de acordo com a sua carga, mas é aconselhável ter 5-10 camas como mínimo em cada quarto com código de cores. Esta área está categorizada em zonas laranja, amarela e verde, e os recursos humanos são enfermeiros EMCC, médicos generalistas formados, Res idents, estagiários médicos e consultores. Os pacientes mantidos **Mirthis** precisam de avaliação frequente pelo médico EMCC (médicos seniores disponíveis, médicos de clínica geral) e enfermeiros. A relação enfermeiro-paciente é de 1:4 numa área amarelo-esverdeada e 1:2 numa área laranja.

Os enfermeiros precisam de monitorizar regularmente os doentes "sinais vitais, e a maioria dos médicos seniores precisa de realizar rondas médicas frequentes (espera-se 2-3 vezes/dia), escrever notas de progresso 1-2 vezes/dia de acordo com as condições dos doentes, e de acordo com as directrizes de tratamento nacionais. A funcionalidade das tomadas eléctricas e das instalações de lavagem das mãos da sala deve ser verificada todas as manhãs.

13.4. Gestão de casos de emergência

Os pacientes entram na via de gestão de casos de emergência quando são eliminados pelo responsável pela triagem de emergência. Os cuidados apropriados são então iniciados pela equipa de gestão de casos de emergência e com base no resultado, o paciente é admitido, dispensado (com ou sem consulta de acompanhamento), ou encaminhado.

Actividade de Gestão de Casos de Emergência

A equipa de gestão de casos de emergência deve realizar um levantamento primário e secundário do paciente e facilitar quaisquer procedimentos de diagnóstico e/ou terapêuticos, conforme necessário. O médico de plantão deve fazer um historial completo e examinar o paciente e providenciar quaisquer investigações necessárias.

Além disso, a avaliação de enfermagem de emergência deve também ser feita para todos os pacientes que permaneceram no EMCCD.

Cada paciente do departamento deve ser continuamente monitorizado e reavaliado por enfermeiros e médicos. Dependendo da informação obtida por esta monitorização contínua, os cursos previamente escolhidos de testes de diagnóstico ou intervenção terapêutica poderão ter de ser modificados. Se forem encontrados pacientes com dimensões sociais e psicológicas complicadas, todos os seus problemas devem ser resolvidos no departamento por um assistente social. Uma vez feitas as avaliações necessárias, é tomada uma decisão sobre se o paciente precisa de ser internado no hospital ou se pode receber alta em segurança no domicílio.
As amostras laboratoriais devem ser obtidas no departamento de emergência por flebotomistas ou enfermeiros/ técnicos de laboratório de emergência (se disponíveis) e analisadas no departamento ou no laboratório central, dependendo do teste solicitado.

Testes mais complexos podem ser realizados no Laboratório Central. Se a amostra for testada no laboratório central, então um corredor deve levar a amostra ao laboratório e recolher o resultado.

Se forem necessários testes radiológicos, estes também devem ser realizados no Departamento de Medicina de Emergência e cuidados críticos, utilizando um Raio-X portátil. Se isto não for possível, um corredor deve transportar o paciente para o departamento de Raio-X onde o teste será conduzido. Os resultados devem ser levados de volta ao Departamento de Medicina de Emergência e Cuidados Críticos por um corredor.

Um serviço de caixa deve estar disponível no departamento de medicina de emergência e cuidados críticos para o pagamento de todos os tratamentos, investigações, medicamentos e consumíveis de emergência. Os corredores devem ajudar o doente e/ou o prestador de cuidados de saúde a efectuar pagamentos. Os doentes que necessitem de observação atenta e necessitem de tratamentos de emergência podem ser transferidos para uma cama nos serviços de emergência e mantidos por um máximo de 24 horas. Qualquer paciente que necessite de tratamento por um período mais longo deve ser internado numa enfermaria de internamento.

Após avaliação, investigação e tratamento, o paciente pode receber alta no domicílio, ser encaminhado para uma consulta de acompanhamento nos serviços ambulatoriais, ser internado numa enfermaria, ou ser encaminhado para outra instalação.

Se for necessária uma consulta de acompanhamento ambulatório, esta deve ser marcada pelo oficial de ligação e deve ser entregue ao doente um cartão de marcação de consulta antes de este abandonar o departamento de medicina de urgência e cuidados críticos.

Se o paciente for admitido no hospital, o oficial de ligação verificará a disponibilidade de uma cama e providenciará que o paciente seja transferido para a enfermaria apropriada, escoltado por um corredor com o seu registo médico.

Se uma cama ou o serviço necessário não estiver disponível no hospital, o oficial de ligação contactará outras instalações ou o Centro Regional de Comando de Emergência (se disponível) para identificar um hospital com capacidade para prestar cuidados ao doente e facilitará o encaminhamento seguindo os protocolos acordados. Se o serviço não estiver disponível noutra instalação, o paciente deverá ser mantido no hospital para receber tratamento.

Gestão de casos de emergência Necessidades de recursos humanos

Uma equipa de casos composta por pessoal clínico e de apoio prestará serviços de emergência. O Quadro 1 descreve as necessidades mínimas de recursos humanos da equipa de cuidados de emergência.

NB: algumas das pessoas descritas no Quadro 1 abaixo (tais como Especialistas, Assistente Social) podem também fazer parte da equipa de hospitalização, no entanto, devem estar prontamente disponíveis para dar apoio/con-sustentação à equipa de emergência sempre que necessário. A equipa do caso de emergência deve ter acesso imediato ao serviço de ligação e encaminhamento.

Clinical	Non-Clinical
General Practitioner (Trained). Professional/Clinical Nurse for: ▪ Triage area ▪ Resuscitation area ▪ Observation area Specialists; ▪ Emergency Medicine and critical care physicians (EMCCP). ▪ Emergency nurse practitioners ▪ Critical care nurse ▪ Internist, ▪ Pediatrician, ▪ Surgeon, ▪ Obstetrician and gynecologist ▪ Orthopedic surgeon ▪ Neurosurgeon ▪ Psychiatrist ▪ Anesthesiologist Pharmacist/Druggist Lab Technologist/Technician Imaging Personnel	▪ Cashier ▪ Data clerk ▪ Runner/patient assistant ▪ Cleaner ▪ Security guard. ▪ Social Worker ▪ porter ▪ phlebotomist

Quadro-1: Necessidades de recursos humanos para serviços de emergência/ campo multidisciplinar/.

Equipamento de Gestão de Casos de Emergência e Abastecimento Necessita de mentores e abastecimentos necessários para prestar cuidados. O Quadro 2 apresenta uma lista (não exaustiva) de artigos que devem estar disponíveis no departamento de emergência para tratamento e cuidados de pacientes. Cada hospital deve realizar a sua própria avaliação para determinar outros itens para além dos descritos no Quadro 2 abaixo.

Tabela-2: Necessidades de Equipamento e Abastecimento para Serviços de Emergência.

Equipamento e Mobiliário	Fornecimentos
Maca	Drogas de emergência
Cadeira de rodas	Agentes de limpeza/químicos
Mobiliário de escritório	Anti-sépticos/desinfectantes
tela de cama	Materiais de curativos
Kits de diagnóstico	Estacionário
Ferramentas de reanimação -adulto/pediátrico	Equipamento de protecção pessoal
Camas de exame	
Camas de estadia curta	
Frigorífico	
Balança de pesagem/carro de controlo/carro de esmagamento	
IV stand	
Kits de procedimentos	
Equipamento de laboratório	
Raio X móvel (Opcional para Hospitais Primários)	
Ultra-som	
Máquinas de monitorização	
Electrocardiograma	
Garrafa de oxigénio com acessórios	
Lâmpadas móveis de alta potência	
Telefone	
Computador	
Relógio de parede	
Aparelho de rádio =Walky-talky	

13.5. Preparação e resposta em caso de catástrofes de emergência

O desastre é uma perturbação grave de uma família, comunidade, ecossistema ou sociedade que resulta em perdas humanas, materiais, económicas ou ambientais que excedem a capacidade das pessoas afectadas de gerir, utilizando os seus próprios recursos

A resposta a desastres é o tratamento de qualquer evento agudo, natural ou provocado pelo homem, em que pacientes, aguda ou cronicamente doentes ou feridos têm necessidades médicas, que excedem os recursos disponíveis, resultando em pacientes que não recebem cuidados adequados ou mesmo nenhum cuidado. Os estabelecimentos de saúde têm de se preparar para uma catástrofe quando esta ocorre no hospital, na sua própria jurisdição, e para a assistência de regiões vizinhas e/ou para uma resposta nacional.

O perigo é um evento ou acção física potencialmente prejudicial que pode prejudicar as pessoas, os seus bens económicos, as infra-estruturas, e o ambiente. Os hospitais devem planear tanto desastres internos como externos. Um planeamento eficaz é essencial para uma preparação e resposta óptimas aos desastres por parte dos hospitais, com base na análise de vulnerabilidade ao perigo identificada.

Um sistema nacional ou regional de comando de incidentes integrará actividades e recursos para orientar a resposta dos estabelecimentos de saúde a desastres. O departamento de emergência e cuidados críticos deve ter um coordenador de emergência ou resposta a catástrofes para supervisionar a preparação e resposta a catástrofes de emergência, formação e implementação e deve ser uma das principais partes interessadas da equipa de desastres do hospital.

Quando há um impacto significativo na saúde devido a uma catástrofe, os hospitais podem enfrentar exigências que colocam enormes tensões na sua capacidade. É, portanto, essencial que todos os hospitais tenham planos antecipados para fazer face a um afluxo inesperado de doentes. A preparação para catástrofes e o plano de resposta utilizam todos os perigos, todas as agências, e abordagens abrangentes e concentram-se na importância de um planeamento cuidadoso (3).

Capítulo 4

14. Lista de verificação da implementação

Ferramenta de Avaliação das Normas Operacionais

A fim de determinar se as Normas Operacionais dos Serviços Médicos de Emergência foram cumpridas pelo hospital, foi desenvolvido um instrumento de avaliação que descreve os critérios para a obtenção de uma Norma e de um método de avaliação. Este instrumento pode ser utilizado pela direcção do hospital ou por um organismo externo como o RHB ou FMOH para medir o cumprimento de cada Norma Operacional (7).

Lista de verificação da implementação

O quadro seguinte pode ser utilizado como um instrumento para registar se as principais recomendações acima delineadas foram implementadas pelo hospital. Esta ferramenta não se destina a medir o alcance de cada norma operacional, mas sim a fornecer uma lista de verificação para registar as actividades de implementação (7).

Tabela 3: Lista de verificação dos serviços médicos de emergência

		Sim	Não
1	Existe um serviço de triagem de emergência funcional.		
2	Um director dos serviços de medicina de emergência e cuidados críticos é designado para supervisionar todas as actividades conduzidas no Departamento de Emergência e Cuidados Críticos		
3	Há pessoal formado em processos de triagem a trabalhar na triagem de emergência		
4	A informação sobre a ocupação de camas é recolhida e comunicada		
5	Medicamentos, fornecimentos e equipamento disponíveis verificados antes de cada turno		

15. Indicadores

Além disso, os seguintes indicadores podem ser monitorizados regularmente para avaliar a eficácia ou os resultados da implementação das recomendações fornecidas.

Tabela -4: Indicadores dos Serviços Médicos de Emergência.

Não	Indicadores	Fórmula	Frequência	Com mentos
1	Número de presenças nas Urgências	Número total de presenças nas Urgências	Trimestralmente	
2	a) Número de internamentos hospitalares de emergência b) % do total de admissões	a) Número total de admissões de doentes internados nas Urgências b) Número total de admissões de doentes internados nas Urgências/número total de admissões *100		
3	ER tempo de espera para triagem [Tempo médio desde a chegada ao emer departamento de gencia para iniciação de triagem (minutos);]	S tempo de espera da triagem/número de presenças	Trimestralmente	Indicador HMIS
4	Pacientes das urgências triado dentro de 5 s de chegada.	Número de pacientes inquiridos que submeter-se à triagem dentro de "5 minu tes de chegada às urgências * Número de pacientes incluídos no levantamento do tempo de triagem nas urgências x 100.	Trimestralmente	
5	Presenças em salas de emergência com tempo	Número total de presenças que	Mensal	

	de estadia > 24 horas	permanecem nas urgências por mais de 24 hrs. * Número total de presenças nas urgências x 100		
6	A percentagem de medicamentos de emergência disponibilizados no carrinho de emergência em qualquer altura no prazo de 24 horas.	Número total de medicamentos de emergência disponibilizados dentro do carrinho de emergência/Número total de medicamentos que se espera disponibilizar no acidente.	Diário	
7	Mortalidade nas salas de emergência	Número de mortes nas urgências de pacientes que estavam vivos (ou seja, quaisquer sinais vitais presentes) à chegada ^ Número de presenças nas urgências x 100	Mensal	

Capítulo 5

16. Formato do plano anual do departamento de emergência

Como departamento de medicina de emergência e cuidados críticos, deve implementar o formato do plano anual de relatório anual das actividades realizadas no departamento e utilizar como princípio orientador que ajude o departamento a alcançar o seu futuro objectivo EFY, 2014 (7).

Nome do hospital:

Zona:

Região:

DXate (DDED/clMItIMerYYae): Cri care, HFCSH-HU/

1. Perfil

1.1. Tipo de hospital:

1.2. Captaçãopopulação:

1.3. Empregados no EMCCD:

a. Número de empregados:

Técnico

Total de Apoio

S. Não	Tipo de profissão	Prestação de serviço actual
1.	Especialista em ECC	
2.	Clínico geral	
3.	Oficial de saúde	
4.	Enfermeiros ECC	
5.	B.Sc. enfermeiros	

2. Informação de base

2.1. Principais problemas de saúde observados no departamento de emergência (doença de topo e problemas de saúde):

2.2. Principais realizações no período de implementação do EFY 2014 e utilização de recursos financeiros:

2.3. Desafios / problemas encontrados no período de implementação do EFY 2013:

3. Objectivos

3.1. Objectivos específicos, indicações e meta para o EFY 2014

S. Não	Objectivo Descrição	Indicação	Elegível em número	Linha de base		Alvo	
				Em número	%	Em número	%
	Melhorar a qualidade dos serviços de emergência e de cuidados críticos						
1.	Aumentar o número de participantes nas Urgências	Número de presenças nas Urgências					
2.	Diminuir o tempo de espera das ER	Tempo de espera das ER para a triagem em minutos					
3.	Melhorar o intervalo de tempo de triagem do paciente	Os pacientes das salas de emergência triaram no espaço de 5 s após a chegada.					
4.	Reduzir a duração da estadia nas urgências	Presenças em salas de emergência com tempo de estadia > 24 horas					
5.	Assegurar essencial disponibilidade de medicamentos de emergência no acidente carrinho.	A percentagem de medicamentos de emergência disponibilizados no carrinho de emergência em qualquer altura no prazo de 24 horas.					
6.	Diminuir a taxa de mortalidade nas urgências	Taxa de mortalidade em salas de emergência					

4. **Principais actividades para o EFY 2014 E.C**

S. Não.	Actividade Descrição	Unidade	Qt	1st P	2nd P	3rd P	4th P

5. Orçamento para o EFY 2014

- Fonte governamental
- Fonte não -governamental

6. **Conclusão**

Equipa de planeamento:

1. Nome:Posição:

17. **Duração da estadia no departamento de emergência**

Duração da estadia (LOS) é o tempo total para todos os assistentes de casos de emergência que permanecem na sala de emergência de minutos a horas (dias) a partir do login. Este período de tempo indica o funcionamento e desempenho de um departamento de emergência (DE) e é um indicador chave de desempenho (KPI) vital dos serviços de saúde que é utilizado para avaliar a eficácia, os cuidados aos pacientes, a gestão organizacional e o sistema de cuidados de saúde. De acordo com as orientações de transformação dos serviços hospitalares etíopes, 2016: o tempo de permanência dos pacientes no departamento de urgências não deve ser superior a 24 horas. Depois, a transferência para as enfermarias foi facilitada antes das 24 horas para a internação adequada, se necessário. Se um paciente necessitar de tratamento por mais de 24 horas, então deve ser transferido para uma enfermaria e se as camas das urgências forem ocupadas por pacientes por mais de 24 horas, então a urgência ficará congestionada e existe o perigo de a urgência não ter capacidade para qualquer novo atendimento de urgência. Além disso, estadias hospitalares mais curtas reduzem os honorários médicos desnecessários e aumentam a taxa de rotação de camas que ajuda a aumentar a margem de lucro da instituição, para além de baixar os custos sociais totais relacionados. Esta directriz é estritamente recomendada que a duração da estada do serviço de urgência não deve ser prolongada acima do ponto de corte, de acordo com a norma (2,7).

18. **Apêndice**

Formato de transporte de emergência

Data de Chegada

1. Cartão de identificação do paciente N.º Idade Sexo
Endereço
2. Hora da doença/acidente Hora de chegada ao DE
   Tempo de triagem

3. A. Modo de chegada ao Hospital/ED - Ambulância □ Privado car□ Walking□ Carregado □ TaxO

B. Origem da Consulta - Hospedaria do Governo □ Hospedaria Privada □ Centro de Saúde □ Polícia □ Auto-identificação □

4. Cuidados pré-hospitalares/Primeiro socorro dado Sim □ NÃO □

5. Queixa principal

A. Não-trauma - Dor no peito □ Fever□ Diarreia/Vómito □ Headache□ Envenenamento súbito^ Convulsão^

Problema respiratório.□ dor abdominal □ outros

B.Trauma - RTI □ Acidente de queda □ Suicídio □ Tiroteio □ Facada □ Queimadura □ Engolir corpo estranho □ outros especificar

C. Ob/Gin - Sangramento vaginal □ Dores no parto □ Dores abdominais inferiores □ convulsões □ outros especificar

6. Doença médica passada

7. História das alergias n.º □Yes □ (especificar)

8. Gravação de sinais vitais BP RR HR T
SpO2 RBS

Condição à chegada Pontuação de Alerta Precoce Modificada (MEWS)

Pontuação	3	2	1	0	1	2	3
Mobilidade				Andar a pé	Com ajuda	Maca /immóvel	
RH		<40	41-50	51-100	101-110	111-129	>129
RR		<8		9-14	15-20	21-29	>29
Spo2				>94%	90-94%	S90%... (não para envenenamento por CO)	
Temp		<35.0		35.1-37.2	37.3-37.9	>38.5	
CNS/ AVPU		confuso		Alerta	Resposta à voz	Resposta à dor	Indiferente
SBP	< 70	71-80	81 100	101-199		>200	
T rauma				Não	Sim		
Dor pontuação				Sem dor	1-3/10	4-7/10	>7/10

Pontuação total MEWS

Tabela-4: Formato de Triagem do Departamento de Medicina de Emergência e Cuidados Críticos.

Determine Triage Color lOAssessment-Red □ Orange □Yellow □ Green □Blue/Black ll.Transfer too- Sala de reanimação □ Sala de procedimentos □ Sala de espera □ Regular OPD □ Home □ 12. Tratamento e investigação sobre a triagem:

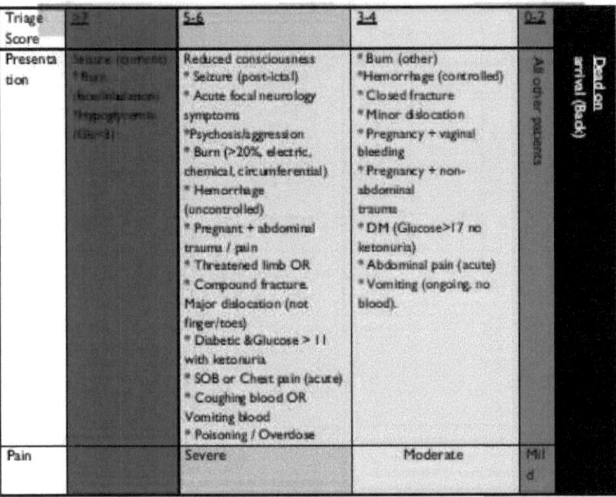

Triage Score	≥7	5-6	3-4	0-2	
Presentation	Seizure (current) * Burn (facial/inhalation) *Hypoglycemia (Glu<3)	Reduced consciousness * Seizure (post-ictal) * Acute focal neurology symptoms *Psychosis/aggression * Burn (>20%, electric, chemical, circumferential) * Hemorrhage (uncontrolled) * Pregnant + abdominal trauma / pain * Threatened limb OR * Compound fracture. Major dislocation (not finger/toes) * Diabetic &Glucose > 11 with ketonuria * SOB or Chest pain (acute) * Coughing blood OR Vomiting blood * Poisoning / Overdose	* Burn (other) *Hemorrhage (controlled) * Closed fracture * Minor dislocation * Pregnancy + vaginal bleeding * Pregnancy + non-abdominal trauma * DM (Glucose>17 no ketonuria) * Abdominal pain (acute) * Vomiting (ongoing, no blood).	All other patients	Dead on arrival (Back)
Pain		Severe	Moderate	Mild	

Oficial de Triagem: Nome:Assinar:

19. Requisitos Padrão de Recursos

Os seguintes requisitos de recursos padrão listados devem estar disponíveis no departamento de emergência, a fim de fazer avançar o serviço de cuidados de emergência (1,7).

Tabela-5: Equipamentos.

Não	Equipamentos	Normas
	Número total de camas	40-50
	Camas vermelhas	6-8
	Laranja	10
	Camas amarelas/verdes	25
	Cadeira de rodas	40
	Maca	7
	Carrinho de emergência	4
	Ambulância terrestre (BLS)	5
	Ambulância terrestre (ACLS)	2
	Ambulância aérea	1
	Protocolos e políticas de base (Referência. Admissão, descarga, triagem, intubação, desfibrilação)	
	Materiais de Formação	
	Manequim	
	Computadores	
	Equipamento das vias aéreas	
	Centro de Simulação	
	Lavatório funcional de lavagem de mãos (por estação)	5
	Antissépticos para as mãos (1/4 camas)	10
	PPE-N95, Boot, avental, óculos, máscara facial	60
	Gerador dedicado às ER	1
	Reservatório de água ER	1
	Termómetro	
	Estetoscópio	
	Esfigmomanómetro (tamanho diferente)	
	Monitor cardíaco	18
	Por fusor	7
	Garrafa de oxigénio	18
	Sucção	13
	Concentrador	8
	Oxigénio portátil	9
	Medidor de fluxo	9
	Telefone	
	Comunicação via rádio	
	Sirene	
	Stand Iv	
	Espirometria	
	Desfibrilação (por estação)	5

	AED	-
	Raio-x portátil	1
	Ultra-som portátil	1
	Ultra-som com eco/vascular	1v
	Máscara de válvula de saco	
	Facemask	
	Máscara de ar da laringe	
	Cateter nasal	
	Prong nasal	
	NIPPN (CPAP BIPAP)	

	Estilos	
	Fórceps Magill	
	Boogie	
	laringoscópios fibróticos	
	laringoscópio de vídeo	
	nebulizador	
	Tubo NG (d/t tamanho)	
	saco de urina	
	Ponta de sucção	
	Colarinho de pescoço de tamanho diferente	
	Brace lombar	
	Aglutinante pélvico	
	Tábua dura	
	Seringas (d/t tamanhos)	
	canellas (d/t tamanhos)	
	Conjunto Pericardiocentese	
	Conjunto de sutura	
	Conjunto de curativos	
	Pequena cirurgia	
	Splinting	
	Conjunto intra-ósseo	
	Conjunto de cateteres suprapúbicos	
	Conjunto de linhas centrais	
	Via aérea nasofaríngea	
	Via aérea orofaríngea	
	Conjunto de toracotomia	
	Depressor de língua	
	Traqueotomia	
	Máscara de vias aéreas de risco	√
	Máquina de ECG	√
	POP	√
	Kit de tracção	√
	Dosímetro de pulso	√
	Glucómetro	√
	Escala de peso	√
	Caixa de segurança para eliminação de objectos cortantes	√
	Frigorífico de sangue	√
	Equipamento de escritório	
	Computador e acessórios	√
	Gabinetes	√
	Mobiliário de escritório	√

	içar	√	
	Bandeja de instrumentos	√	
	Frigorífico	√	
	Rolos	√	
	Monitor cardíaco fetal	√	
	Máquina Doppler manual	√	
	Conjunto de cateteres suprapúbicos	√	
	LABORATÓRIO DE EMERGÊNCIA		
	CBC	√	
	Grupo sanguíneo e cruz -Match	√	
	C- proteína reactiva	√	
	Química do soro (soro*Na++ ca... Testes de função hepática e renal)	√	
	Perfil de coagulação	√	
	Teste de função tiroideia	√	
	^afdiac Biomarcadores		
	PARACYTOLOGY		
	Microscopia de fezes, Filme de sangue		
	RDT		
	Análise do QCA		
	Análise de urina		
	Analisador de fluidos corporais		
	Analisador ABG		
MEDICAMENTOS DE EMERGÊNCIA			
	Cardiovascular		
	Taquiarritmia Arrítmica_		
	Injecção de adenosina, 3mg/ml		
	Injecção de amiodarona, 50m/ml		
	injecção de dioxinas, 0, 1mg/ml, 0,2i 5mg/ml		
	Injecção de cloridrato de lidocaína, 5mg/ ml.l0mg/ml, 20mg/ml		
	Injecção de Metoprolol,1mg/ml, 5mg/ml		
	Injecção de sulfato de magnésio, 2%, 5%,10%, 20%, 50%, em 20ml		
	Injecção de Propranolol Hydrochloride, 1mg/ ml		
	Interacção Verapamil,2,5mg/ml		
	Procainamida Hydrochloride injec- tion,100mg/ml frasco		

	Cloreto de sódio 0,9/% soro fisiológico normal), 500,100 ml	
	Injecção de bicarbonato de sódio (concentrado), 7,5% (40mEq/50Mml em ;4%(50mEQ/50ml)	
	Bradicárdias	√
	Injecção de sulfato de atropina, 1mg/ml em ampola de 1ml	√
	Anti-hipertensivo	
	Injecção de hidralazina,20mg/ml-ii em * m * ampola	
	Injecção de Labetalol, 5mg/ml, 1000mg/20ml	
	Nitroprussiato de sódio Injecção de pó, 50/mg em ampola)	
	Nitroglicerina em pó sublingual, 0,4mg/SL	
	Injecção de Esmolol,10 mg/ml, 20mg/ml em ampola de 1 ml	
	Clevidipina	
	Nimodipina	
	Agentes isotrópicos	
	Injecção de adrenalina, 0,1mg/ml	
	Dobutamina em pó Injecção 250mg	
	Injecção de Noradrenalina, 1, mg/ml	
	Vasopressin	
	Fenilefrina	
	Droga utilizada para paragem cardíaca	
	Injecção de adrenalina, 0,1mg/ml	
	Plaquetas de formiga	
	Ácido acetilsalicílico (ASA) em comprimidos.71mg,72&81mg	
	Clopidogrel Tablet, 75mg	
	(Anticoagulante	
	Injecção de Enoxaparina 20mg/0,2ml,40mg/0 4ml,60mg/0,6ml, 80mg/ml,100mg/ml	
	Injecção de Heparina (UFH),1000U/ml, 500Uml	
	Warfarin	
	Insuficiência cardíaca	
	Injecção de Furosemida 10mg/ml	

	Nitroglicerina em pó, 0,4mg/SL	
	Injecção de nitroglicerina 5mg/ml	
	Nitroglicerina sublingual 0,4 mg/SL	
	Aspirina 325mg/81mg po.	
	Amiodarona 50mg/ml iv, 100mg po: Digoxin iv 0,125mg	
	Sistema nervoso central	
	Analgésico	
	Injecção de diclofenaco,25mg/ml em ampola de 3 ml, 100mg/ml	
	Injecção de Tramadol,50mg/ml em 2 ml am- poule,100mg/ml	
	Injecção de morfina 1mg/ml	
	Injecção de petidina, 50mg/ml em ampola de 3ml, 100mg/ml	
	Anti-epilépticos	
	Injecção de diazepam,10mg/2ml	
	Fosphenytoin	
	injecção de fenitoína, 50mg, po 100mg	
	Fenobarbitona	√
	Valproate	
	Lorazepam	
	Injecção TAT, 1500IU/ml	√
	Injecção de haloperidol,5mg,5ml em l ml de ampola	
	Hemorragia subaracnoídea	
	Injecção de nimodipina, 1mg/5ml	
	Medicamentos Gastrointestinais Antiemético	
	Injecção de clorpromazina hidroclorada, 25mg/50mg/2ml	
	Metoclopramide Drops, o.2 mg/drop injection, 5mg/50mg/2ml Ampoule	
	Injecção de prometazina,25mg/ml, 25mg/ml em 1ml&2m	

	Anti-espasmódico	
	Brometo de hioscina(escopolamina)butílica Gotas,5mg/5ml injecção,20mg/ml	
	Inflexão de hidróxido de hioscina (escopolamina), ,0,45mg/ml,0,6 mg/ ml em 1ml.	
	Medicamentos utilizados na desidratação	
	Sal de reidratação oral em pó (Warren- Fromm JrOrrRotelloHorst e Medicine)	
	Sódio (cloreto 0,9% de sal normal), 500ml, I 00ml	
	Solução de mesa de injecção de lactato de Ringer, 1000ml	
	Colloid	
	Injecção de ácido tranexâmico,100mg/ml de solução.	
	Drogas gastrintestinais.	
	Drogas para PUD	
	Injecção de **cimetidina**, 200mg/ml	
	OMEPERARZOLE Injecção ,suspensão 2mg/ml	
	Emergências endócrinas	
	T3	
	T4	
	PTU	
	Iodo + iodeto de potássio	
	(solução do logotipo) solução,5%+10%	
	Drogas corticosteróides	
	Injecção de dexametasona,4mg/ml,25mg- ml,50mg/ml	
	Injecção de hidrocortisona, 50mg/ml	
	Injecção de metil prednisolona (suspensão aquosa), 40mg/ml	
	Injecção de prednisolona, 10mg/ml	√
	Medicamentos para diabéticos	
	Injecção de dextrose,5% em100ml,40% em 20ml	√
	Insulina regular, NPH solúvel/neutrall..., Hu-, homem, procaína e bovino, injecção,	√
	Glucagon	
	Medicamentos para a correcção da água e distúrbios ácido-base	

	Injecção de glaciar de cálcio, 10mg em ampola de 10ml	
	Dextrose com injecção de água a 5% em 1000ml	
	Aneladores Lactato (Hartmann's normal) solução indiciável, 1000ml	
	Injecção de cloreto de potássio, 150mg/ 10ml, ampola	
	Injecção de cloreto de sódio, 0,9% (solução salina normal),l000m;235mg/ml,3% in500ml	
	Bicarbonato de sódio	
	Medicamentos respiratórios	
	Medicamentos contra a asma	
	Injecção de aminofilina, 250/10ml em 10ml&20ml	
	Aerossol de brometo de ipatrópio, 20mcg/me- ter inalação	
Injecção de sulfato de magnésio,20% em 10ml		
	Salbutamol puff	
	DROGAS PARA PSA	
	Quetamina	
	Succinilcolina	
	Thiopental	
	Etomidato	
	Propofol	
	Fármacos para LER	
	Midazolam	
	Vecurónio: 0,01mg/kg, Rocuro- nium: 1mg/kg	
	Fentanil2-3mcg/kg	
	Lidocaína, 100mg	
	Medicamentos para intoxicações e doses excessivas	
	Carvão activado em comprimidos, 125mg,2 50mg de pó de reconstituição 15mg/12ml,25	
	Injecção de sulfato de atropina, 1mg/ml em ml de ampola	

	Injecção de cloreto de cálcio,10%10%(00mg/ ml),13,6meq	
	Injecção de salicilato de fisostigmina, 1mg/m 1 em ml de ampola	
	Pó de pralidoxima para injecção, 1g/violário	
	Injecção de sulfato de protamina, 10mg/ ml	
	Anti-soro da raiva Injecção equina, 200 unidades em 5 ml	√
	injecção polivalente de veneno de cobra,10ml	√
	Injecção de vitamina k, 10mg/ ml em 1ml am poule	√
	Flumazenil	
	Antibiótico	
	Injecção de ceftriaxona, 1000mg/l 0ml	
	Injecção de ceftazidima 1000mg/10ml	
	Injecção de vancomicina, 1000mg/10ml	
	Injecção de azitromicina,500mg	
	Cefepime	
	Penicilina	
	Carbapenem (meropenem)	
	Ciprofloxacin	
	Metronidazol	
	Acyclovir	
DEPARTAMENTO DE EMERGÊNCIA/ UNIDADE DE RECURSOS HUMANOS		
	Médico especialista de emergência	12
	Médico de clínica geral (com formação de emergência)	5
	Oficial de saúde (com formação de emergência)	
	Enfermeira (com formação de emergência) Zona vermelha=1:1, Laranja=1:2, Amarelo e verde=1:3)	48
	Oficial de ligação	6
	enfermeiro de emergência	
	Enfermeira de emergência do BSC	51
	Traumatologista	
	Especialista em cuidados intensivos	v
	Toxicólogo	v
	Subespecialista pré-hospitalar	v
	Subespecialista de emergência pediátrica	v
	Subespecialista de emergência u/s	v

	Preparação para catástrofes e pessoal de resposta	2
	Tripulação da ambulância	4
	Guarda	8
	Corredor	6
	Porteiro	10
	Assistente social	4
	Farmacêutico Clínico	2
	Encarregado dos dados	2
	Assistente do paciente	4
	Flebotomista	4
	Mais limpo	16
Profissionais que devem estar acessíveis ao serviço de emergência 24 horas por dia e sete dias por semana		
	Cardiologista	V
	Especialista em doenças infecciosas	V
	Endocrinologista	V
	Hematologista	V
	Gastroenterologista	V
	Nefrologistas	V
	Intensivos	V
	Cirurgião geral	V
	Neurocirurgião	V
	Cirurgião ortopédico	V
	Cirurgião pediátrico	V
	Traumatologista	V
	Cirurgião plástico	V
	Cirurgião Maxilo-facial	V
	Ginecologista	V
	Pediatra	V
	Anestesiologista	V
	Anestesista	V
	Radiologista	V
	Radiologista	V
	Técnico de laboratório	V
	Patologista	V
	Medicina Legal	V

Capítulo 6

20. Descrição do Emprego de Enfermeiro Profissional Registado

A enfermeira de cuidados críticos prestará cuidados a doentes adultos médicos e cirúrgicos que requeiram um elevado nível de cuidados, bem como uma monitorização intensiva. Deverão ter assumido a responsabilidade pelos cuidados completos do paciente atribuído durante os desvios atribuídos: a ênfase será colocada no planeamento da avaliação, implementação, avaliação e documentação dos cuidados e trabalho sob a direcção do chefe de turno. A enfermeira de emergência e de cuidados críticos tem de receber formação especializada em cuidados críticos e ser certificada pelaACLS (7).

Responsabilidades

- Conduz uma avaliação individualizada do paciente, dando prioridade ao ião com base nas necessidades imediatas do paciente dentro do prazo especificado pelas políticas, procedimentos ou protocolos das instalações do cliente.
- Realiza avaliações contínuas conforme determinado pelo estado do paciente e/ou pelas políticas, procedimentos ou protocolos das instalações do cliente e reprioriza os cuidados em conformidade.
- Desenvolve um plano de cuidados que é individualizado do paciente, reflectindo a colaboração com outros membros da equipa de saúde.
- Realiza os tratamentos adequados, tal como ordenados pelo médico, de forma precisa e atempada.
- Realiza intervenções terapêuticas de enfermagem conforme estabelecido pela individualização dos cuidados prestados ao paciente e à sua família.
- Proporciona educação individualizada do paciente/família personalizada ao paciente e à sua família.
- Documenta os resultados da avaliação de doentes resposta física/psicossocial à intervenção de enfermagem e os progressos na resolução de problemas.
- Inicia medidas de ressuscitação de emergência de acordo com protocolos de ressuscitação e de suporte avançado de vida.
- Mantém a confidencialidade em assuntos relacionados com o paciente, família, e pessoal das instalações do cliente.
- Presta cuidados de uma forma não julgadora, não discriminatória e sensível à

diversidade do doente e da família, preservando a sua autonomia, dignidade e direitos.

- Relata o estado do paciente ao pessoal apropriado durante cada turno.
- Mantém a competência actual em enfermagem.

Comunicação e Documentação de Enfermagem

O departamento de emergência deve estabelecer uma orientação clara tanto para as formas de comunicação verbal como escrita, uma vez que foi valiosa para o acompanhamento e monitorização.

Comunicação escrita:Isto inclui a documentação escrita de todas as descobertas, progressos, cuidados e tratamentos prestados ao cliente pela equipa multidisciplinar. Um registo escrito permite o acesso imediato a toda a informação relacionada com os cuidados do paciente e facilita a troca de informação entre todos os membros da equipa de cuidados.

Comunicação verbal: isto implica o acto de informar e conversar com outros membros da equipa de cuidados de saúde sobre o progresso e o estatuto do cliente. Estes incluem relatórios aos médicos e relatórios de enfermeira para enfermeira sobre o estado do paciente.

As ordens verbais só serão aceites em casos de emergência. A enfermeira/esposa que recebe a ordem verbal é responsável por documentar a ordem imediatamente.

20.1. Documentação de registos médicos

Os seguintes itens são utilizados por enfermeiros de emergência para documentar o curso do tratamento de um paciente. É da responsabilidade do enfermeiro assegurar que o registo médico de um paciente esteja completo, contendo todos os formulários necessários na sequência adequada. Os formulários destinam-se a orientar toda a equipa médica, e, farão parte do processo médico permanente do cliente/paciente.

As formas clínicas de emergência incluem: Ordem de administração de recfluidos intravenosos, formulário de observação de rotina, e registo de administração de medicamentos, formulários de processo de Enfermagem.

20.2. Educação dos doentes

Os enfermeiros devem dar educação sanitária a todos os pacientes, incorporar também membros da família e outros prestadores de cuidados que muitas vezes desempenham um forte papel na facilitação dos cuidados do paciente em coordenação com o pessoal médico. Uma sugestão para melhorar a relação entre a família e o pessoal é a utilização de um Contrato de Cuidador do paciente, em que a relação é formalizada entre as famílias/cuidadores e o pessoal médico.

20.3. Gestão de Medicamentos

É da responsabilidade da enfermeira administrar os medicamentos a um doente em segurança, tal como ordenado pelo médico. Os enfermeiros devem estar conscientes do resultado desejado, dosagem, preparação, e efeitos secundários de cada medicação prescrita.

Procedimento:

1. **Ordem dos Médicos:** É necessária uma ordem médica para a administração de todos os medicamentos. Existem vários tipos de encomendas:

- **Ordem permanente: A** ser executada como especificado até ser cancelada por outra ordem (incluindo ordens Por necessidade).
- **Encomenda única:** A ser realizada apenas uma vez, conforme as instruções.
- **Ordem estatutária:** A ser realizada imediatamente.
- **Ordem verbal:** Uma ordem que tenha sido comunicada por telefone ou verbalmente.

Estas ordens são reservadas para os momentos em que o médico não consegue chegar ao registo médico do paciente. As ordens verbais só podem ser tomadas por uma enfermeira, que deve transcrever imediatamente a ordem verbal na Ficha de Ordem do Médico. As ordens verbais de um médico para uma enfermeira devem ser transmitidas simultaneamente a 2 enfermeiras, a fim de assegurar que as instruções sejam claramente compreendidas e verificáveis.

As ordens dos médicos precisam de incluir as seguintes informações quando são transcritas para a Ficha de Ordem do Médico, a fim de serem consideradas completas. As ordens não devem ser executadas, a menos que todos estes elementos estejam presentes. Se faltar um elemento, o médico que emitiu a ordem deve ser chamado para completar a ordem.

- **Data e hora:** Quando a encomenda foi escrita.

- **Nome completo do medicamento:** O nome químico ou genérico pode ser utilizado sem abreviaturas.

- **Dosagem:** Especificar a quantidade de medicamento a dar. As abreviaturas são desencorajadas.

- **Concentração:** Se o medicamento tiver de ser diluído em fluido IV, a quantidade e o tipo de diluente/s são encomendados.

- **Duração:** Se o medicamento tiver de ser administrado durante um período de tempo, tal como as administrações IV, a duração da infusão encomendada deve ser registada pelo médico. Os enfermeiros devem então traduzir e documentar a duração da infusão num número de (micro) gotas por minuto.

- **Tempo e frequência:** A hora do dia e a frequência com que a medicação deve ser administrada, tal como ordenado pelo médico. A enfermeira que transcreve a ordem identificará a hora específica em que a medicação deve ser administrada, seguindo um horário padronizado.

- **Rota:** Para medicamentos que podem ser administrados de várias maneiras, a via de administração precisa de ser claramente escrita.

- **Assinatura do Médico:** Deve ser claramente escrita imediatamente após a encomenda.

2. **Transcrição da Ordem: As** encomendas de medicamentos são transcritas pela enfermeira da folha de encomenda do Médico para o Registo de Administração de Medicamentos. A enfermeira documentará que a ordem foi transcrita, colocando uma assinatura ao lado da ordem.

A enfermeira é responsável por interrogar o médico sobre qualquer ordem de medicação ou elemento de uma ordem que seja, a seu ver, um erro. O erro detectado pode estar no medicamento encomendado, na dosagem, no percurso, no tempo, e/ou na frequência a ser dada.

3. **Administração de Medicamentos**

Os passos seguintes devem ser seguidos pela enfermeira ao administrar os medicamentos. São delineados dois processos que diferem com base no facto de a medicação ser armazenada na cabeceira do paciente ou num armário central. Há três etapas distintas para administrar medicamentos: preparação, administração e documentação. Cada passo requer verificações de segurança para assegurar que o medicamento certo é administrado ao paciente certo.

Medicamentos à beira da cama

- A enfermeira traz o Registo de Administração de Medicamentos para a cabeceira do paciente.
- A enfermeira verifica o medicamento prescrito desde o leito do paciente até ao MedicationrAd m inistratiomrRec o rd três vezes para garantir que é o medicamento adequado:Ao chegar ao recipiente do medicamento, imediatamente antes de o derramar, e ao devolver o recipiente ao seu local adequado.

Medicamentos num Gabinete

- A enfermeira traz o Registo de Administração de Medicamentos para o gabinete.
- A enfermeira verifica três vezes o medicamento prescrito desde o gabinete até ao Registo de Administração de Medicamentos para assegurar que é o medicamento adequado: Ao chegar ao recipiente do medicamento, imediatamente antes de o derramar, e ao devolver o recipiente ao seu local adequado.

- Os medicamentos devem ser preparados um paciente de cada vez. Cada medicamento para um único paciente deve ser organizado num grupo para esse paciente individual, antes de se dispensar medicamentos para outro paciente.

- Quando os medicamentos devem ser administrados a mais do que um paciente, o copo/contentor de medicamentos deve ser claramente marcado com cada número de cama.

- Antes de administrar medicação, a enfermeira deve cruzar o número da cama (na chávena/contentor) com o número da cama e o nome constante do Registo de Administração de Medicação.

4. **Administração**

- A enfermeira que prepara a medicação deve ser sempre a enfermeira que administra a medicação.

- Durante a administração, os medicamentos nunca devem estar fora da vista da enfermeira que os administra.

- É da responsabilidade da enfermeira confirmar que estão a dar o medicamento correcto ao paciente correcto. Quando a enfermeira chega ao leito do paciente, a enfermeira deve confirmar, utilizando dois métodos, que o paciente está devidamente identificado.

- Verificar o nome no Registo de Administração de Medicamentos com o nome do paciente afixado.

- Pedir ao doente para repetir o seu nome.

- Uma vez verificado o doente correcto, administrar a medicação. Se for um medicamento oral, não o deixe para o doente o tomar mais tarde. A enfermeira precisa de observar todos os medicamentos que estão a ser tomados para assegurar que a medicação foi administrada adequadamente.

- Se um paciente recusar um medicamento, o médico deve ser notificado e este deve ser claramente documentado no registo médico.

5. Documentação

Imediatamente após a administração da medicação de um paciente, a enfermeira que administrou a medicação deve documentar no Registo de Administração de Medicamentos que a medicação foi administrada. A enfermeira deve documentar o" t fm e quein'efchhWUefW *foi* dado e depois assinar e rubricar o registo.

6. Rotação dos enfermeiros no departamento de emergência

6.1. A rotação do pessoal não deve ser um exercício de rotina para o departamento de emergência.

6.2. Os enfermeiros de emergência formados devem permanecer ou trabalhar no departamento durante pelo menos 2 anos sem rotações.

6.3. A equipa dos Departamentos de Medicina de Emergência e de Cuidados Críticos será mudada de oito em oito horas e a composição da equipa durante o horário de trabalho e fora do horário de trabalho terá um padrão semelhante em termos de pessoal.

7. Assistir a uma ronda regular

Os enfermeiros de emergência devem ter uma ronda de uma hora antes da ronda regular começar com o médico responsável. Esta ronda de uma hora visava verificar a disponibilidade de medicamentos de emergência nos quadros, a funcionalidade dos instrumentos, e a electricidade embebida antes do início da ronda regular nas respectivas salas pelo enfermeiro responsável, incluindo a área de triagem.

Capítulo 7

21. Regras e Regulamentos para Estagiários Médicos

Os estagiários médicos são médicos qualificados após uma estadia de 6th - ano de formação académica e, finalmente, são elegíveis para exercer no hospital sob supervisão sénior ou é um período de transição de estudante de medicina para um médico qualificado; um processo em que um estagiário ganha mais confiança nos cuidados do paciente desenvolve atitudes profissionais e aplica adequadamente os conhecimentos e competências na prática da medicina.

A duração do programa é de um ano (12 meses). A rotação clínica é um período de dois a três meses em que um estagiário obterá uma experiência clínica geral num ambiente de responsabilidade clínica supervisionada, a fim de adquirir os conhecimentos e as competências necessárias para a prática da medicina em geral e desenvolver as atitudes médicas e éticas adequadas.

O estágio médico é dirigido pela escola de medicina que reporta todos os assuntos relacionados com o estágio ao Vice-Reitor para o Gabinete Académico e de Investigação da Universidade Haramaya, Colégio de Saúde e Ciências Médicas. Durante o estágio no hospital, eles têm um direito, deveres e responsabilidades a que obedecerão. No início do estágio, espera-se que os estagiários médicos apresentem ao departamento fotografias do tamanho de um passaporte (9).

Direito dos estagiários médicos no Departamento de Emergência

- Formação adequada sob a supervisão de consultores e especialistas em diferentes departamentos.

- Exposição adequada a uma variedade de casos adequados à formação e a outras actividades que irão melhorar as capacidades profissionais dos estagiários.

- Apoio directo da equipa médica.

- Respeito de todos conforme exigido pelas práticas do nosso povo, ética médica professual, e etiquettes do local de trabalho.
- O estagiário tem o direito de ver e assinar a sua avaliação feita pelos supervisores de formação na especialidade para a qual foi designado para rotação clínica e receber orientação para melhoria em qualquer área de fraqueza documentada no relatório de avaliação.

- Relatar à escola de medicina da faculdade qualquer problema ou assédio que possa ter encontrado durante o estágio de formação.

- Informar e queixar-se à comissão disciplinar do colégio de qualquer acção punitiva tomada contra ele durante o estágio de formação, tal como consta nos estatutos do colégio.

Deveres e Responsabilidades do Estagiário Médico

Os deveres gerais do estagiário incluem (14, 17):

- Compromisso com as funções e responsabilidades estabelecidas pelo departamento de emergência sob o qual o estagiário está a receber formação. Isto é considerado como parte integrante da formação.

- Comprometimento com horários semanais de trabalho que não devem ser inferiores a cinco dias por semana, o estagiário deve tirar um dia de folga após fazer uma ronda (após 6 horas de serviço pós-laboral) no dia seguinte durante os seus horários de serviço, de acordo com a lista estabelecida pelo departamento sob o qual o estagiário está a treinar. A razão por detrás disto é que eles estão expostos à doença infecciosa transmitida e um erro de gestão clínica pode acontecer durante um período prolongado no EMCCD. Isto deve ser praticável apenas no departamento de emergência e o dia de folga pós-doutoramento deve ser calculado e acrescido aos meses de estadia no departamento, se necessário.

- O estagiário deve usar uma etiqueta com os seus nomes claramente etiquetados.

- O estagiário deve ser pontual e atender aos seus deveres com responsabilidade profissional.

- Em nenhum momento um estagiário ou um substituto aprovado deve deixar a ala descoberta.

- Apresentar-se ao seu posto de serviço a tempo, de acordo com o horário elaborado pelo departamento/escola/hospital.

- Respeitar as regras, políticas e regulamentos do Colégio e do Hospital Universitário

- Clerking de pacientes assim que estes aparecem no departamento de ambulatório ou admitidos na enfermaria e mantendo registos claros e concisos.

- Consultar o residente ou o médico assistente sobre a gestão do paciente e assegurar que o acordado

a gestão é levada a cabo.

- Assegurar que as investigações laboratoriais e outras sejam encomendadas e realizadas e que os resultados sejam recolhidos e devidamente documentados.
- Escrever notas de progresso periódicas - cuja frequência será ditada pela gravidade da doença do paciente.
- Realização ou assistência em vários procedimentos clínicos na OPD Regular, OPD de Emergência, Ala, Bloco Operatório, Sala de Trabalho, Sala de Recuperação, Unidade de cuidados intensivos ou neonatais, Laboratório ou Salas de Patologia, ou Departamento de Radiologia e Imagiologia, de acordo com as directrizes do departamento específico;
- Escrever resumos de alta que, no entanto, devem ser rubricados por residentes ou médicos assistentes.
- Actualização dos seus conhecimentos através da leitura e participação em actividades educativas do departamento, incluindo reuniões matinais, rondas, conferências sobre mortalidade, clubes de jornais, etc.
- Assistência ou participação em actividades de investigação realizadas no departamento.
- Trabalho nocturno, fim-de-semana e feriados, de acordo com a missão colocada pelo departamento, e entrega formal dos pacientes ao estagiário seguinte de serviço e/ou ao estagiário diurno ou residente.
- Trabalhar de perto e em harmonia com todos os outros profissionais de saúde envolvidos no paciente directo ou indirecto
- Conduzir todas as actividades de uma forma profissional e ética.
- Informar qualquer prática antiética observada à respectiva unidade/departamento/hospital.

Deveres técnicos

Realizar o exame inicial de um paciente, escrever notas sobre o historial médico do paciente, e os resultados clínicos imediatamente após a admissão no hospital, e ser capaz de escrever esta informação no processo médico do paciente.

Acompanhar os residentes ou especialistas da equipa durante as suas rondas diárias e ser capaz de realizar quaisquer tarefas e procedimentos médicos atribuídos pela equipa médica sob a sua supervisão e responsabilidade.

Registar o diagnóstico inicial e realizar exames e tratamentos preliminares que podem incluir a administração de fluidos ou medicamentos IV aos pacientes, ou a aplicação de outras modalidades de tratamento de acordo com a natureza da doença, de acordo com os regulamentos hospitalares.

- Seguir o plano de tratamento após ser aprovado por um dos médicos responsáveis do departamento, preencher os diferentes formulários de laboratório e de raios X, tal como solicitado pelo médico assistente, enviar amostras, resultados de acompanhamento e informar a equipa médica sobre os resultados.

- Acompanhamento diário com os pacientes e escrever as notas de progresso no processo do paciente.

- Participar nas reuniões matinais do departamento, conferências de casos e grandes rondas; deve vir bem preparado com uma leitura sobre

tópicos específicos para a sessão.

Deveres Académicos

- Acompanhar regularmente os médicos residentes durante as suas rondas diárias enquanto acompanham os doentes. Em seguida, participam nas discussões que se seguem sobre os pacientes.

- Participar em conferências, palestras, e actividades científicas de forma eficiente e regular.

- Treinar para realizar eficazmente exames médicos de rotina tais como rastreio de diabéticos, electrocardiograma, testes de açúcar no sangue, e ultra-sons para mulheres grávidas, etc.

Deveres profissionais

- Aderir às políticas de atendimento do departamento.

- Comprometer-se com o horário de trabalho estritamente durante o trabalho diário. Certificar-se de não deixar o posto hospitalar até que a pessoa responsável pelo próximo turno chegue.

- Realizar quaisquer outras tarefas clínicas ordenadas pelo médico responsável.
- Abster-se de dar alta aos pacientes, redigir relatórios médicos, assinar licenças por doença ou receitas médicas sem a aprovação do médico consultor responsável.
- Comprometer-se a frequentar e participar em programas de formação profissional e de trabalho de campo.

Formação Interrupção de estagiários médicos

- Se um estagiário interromper a sua formação durante um ano de estágio por um período inferior a seis meses, tem de compensar o tempo no final do estágio. Isto é declarado como regra geral para todos os departamentos através de todos os seus vínculos.
- Os períodos de formação perdidos serão adicionados em conjunto. As regras e regulamentos indicados abaixo são aplicados.

Período de AtrasoPenaldade	
De seis meses a menos de 12 meses.	Exame de Qualificação nos seguintes cursos (Medicina Geral, Cirurgia, Pediatria, Obstetrícia e Ginecologia).
Mais de meses. 12	O Conselho Superior estudará cada caso com base nos seus próprios méritos e tomará então uma decisão adequada que poderá incluir a repetição de alguns cursos e exames clínicos.

Avaliação de Estagiários Médicos

- Uma vez por mês, o chefe do departamento de formação do hospital avalia o estagiário com base num formulário de avaliação aprovado pelo colégio. A avaliação será assinada pelo supervisor de formação ou pelo consultor responsável e pelo chefe do departamento. A avaliação incluirá uma avaliação das competências profissionais do estagiário, assistência, comunicação com os pacientes, e relação com os seus supervisores e o pessoal de enfermagem.
- O consultor supervisor discutirá os pontos enumerados na avaliação com o

estagiário para o sensibilizar para os seus pontos fortes e fracos, a fim de melhorar o desempenho do estagiário. O estagiário é obrigado a contra-assinar a avaliação.

- Após a avaliação do estagiário ter sido· provada pelo* "exame do departamento de formação no hospital, o hospital entregará os documentos de avaliação em envelopes selados e confidenciais a um representante da faculdade no prazo de uma semana após o final de cada mês.

- Assim que a faculdade recolher todas as avaliações das rotações, a Escola de Medicina preparará uma avaliação abrangente do período de formação.

- Caso a avaliação de um período de formação seja globalmente fraca (inferior a 60% no total), o estagiário terá de repetir a formação depois de discutir os pontos negativos que levaram a estes maus resultados.

- O estagiário avaliará o departamento onde ele/ela formou e os consultores com quem trabalhou, preenchendo um formulário de avaliação preparado para o efeito, o qual deverá ser enviado para a Escola de Medicina.

- A Faculdade de Medicina passará os relatórios de avaliação ao Vice-Reitor para Assuntos Académicos, mantendo a confidencialidade do conteúdo destes relatórios.
- A Direcção do Colégio, ou os seus representantes autorizados, fará uma lista dos estagiários que completaram com sucesso a sua formação. Passarão então a referida lista ao serviço de admissão e registo para que os certificados de conclusão sejam distribuídos aos estagiários aprovados.

Feriados e Férias (semana livre)

- O estagiário tem direito a 25 dias de férias anuais durante todo o período do seu estágio (desde que nenhum dos pedidos de férias exceda 5 dias por rotação).

- O estagiário pode ser concedido não mais de cinco dias para participar em actividades científicas (por exemplo, conferências, cursos de formação). Isto, contudo, tem de ser precedido de um pedido oficial apresentado ao supervisor da unidade de formação no colégio, pelo menos um mês antes do início do evento, para permitir a coordenação necessária com o centro em que o estagiário está a treinar. O estagiário é obrigado a apresentar prova de participação nestas actividades. Caso não o faça, o período de ausência será deduzido das suas férias anuais. No caso de ter esgotado todas as suas férias anuais, a formação será prolongada por tantos dias quantos os que o estagiário esteve ausente. O estagiário poderá ser convidado a apresentar-se perante o comité de disciplina quando se tornar claro que tentou manipular o sistema. As medidas necessárias serão tomadas, tal como estabelecido na lei disciplinar.

- Férias; o trabalho nas férias será organizado de acordo com as decisões do departamento no centro médico onde o estagiário está a treinar.

- É possível conceder ao estagiário uma licença de cinco dias em caso de emergência, desde que tanto o departamento onde o estagiário está a formar um d theMS choob de cMed icine aprove.

- Os dias de licença de maternidade ou doença devem ser compensados antes de ser atribuído o certificado de "fim de formação". No caso dos dias de folga serem iguais a 20% da rotação única, a rotação deve ser repetida.

- Não é permitido combinar duas férias (semana de folga) dentro de uma rotação, excepto em circunstâncias muito restritas e excepcionais e após a obtenção da aprovação oficial da Unidade de Formação dos Estagiários (9).

Sanções

- Em caso de ausência sem uma desculpa válida durante menos de 20% (10 semanas (74dias)/365diasxl00%) de qualquer rotação, os dias de ausência serão deduzidos dos dias de férias anuais.

- Caso haja uma desculpa válida, os dias serão deduzidos das férias anuais. O estagiário terá de compensar quaisquer dias que excedam o que tem direito no final da rotação ou do período de formação em qualquer dos casos.

- No caso de ausência para 20% ou mais da rotação única (com ou sem uma

repetido. No caso de o estagiário violar qualquer das regras do olá

desculpa válida), a rotação deve ser

r deveres ou compromissos profissionais, a Escola de Medicina escolherá uma das seguintes penalidades:

- Emitir uma carta de aviso.

- Emitir um último aviso e colocar o estagiário sob observação.

- Remeter o estagiário ao comité de disciplina para tomar qualquer acção com base nas regras e regulamentos do colégio.

- A Faculdade de Medicina enviará as suas recomendações juntamente com um relatório detalhado da possível punição e dos seus méritos ao Vice-Decano de Assuntos Académicos que tomará a decisão adequada. O estagiário será posteriormente informado por escrito sobre a decisão final.

- Caso o código de conduta adequado seja violado, o Decano da Faculdade de Medicina decidirá formar um comité que investigará o incidente e enviará as suas conclusões e recomendações ao Conselho Directivo da Faculdade para tomar a decisão apropriada de acordo com as regras e regulamentos da faculdade. O Conselho Directivo do Colégio enviará a sua decisão e recomendações ao comité de disciplina do Colégio para tomar uma decisão em relação ao assunto em questão.

O direito de recurso

O estagiário tem o direito de recorrer à comissão de disciplina contra qualquer decisão tomada contra ele no prazo de 15 dias a contar da data da notificação, de acordo com as regras e regulamentos. O estagiário também pode recorrer da decisão da comissão de disciplina, tal como especificado no regulamento (9).

22. Deveres e Responsabilidades do Residente

Para além das funções declaradas para os estudantes, os residentes devem implementar as seguintes funções específicas (14, 15, 17):

- Respeitar as regras, políticas e regulamentos do Hospital Universitário
- Apresentar-se ao seu posto de serviço a tempo, de acordo com o calendário elaborado pelos departamentos.

- Avaliação de pacientes em ambulatório, departamentos de emergência (incluindo salas de recuperação, áreas de espera, e UCI), e enfermarias prontamente e registo imediato de informação relevante.

- Instituir investigações e tratamentos adequados.

- Manutenção de registos de hora e data de internamento, intervenções, encaminhamento, consulta, alta e entrega formal dos casos.

- Consultar o supervisor na gestão de casos difíceis, tanto em horário regular como de serviço, cuja falha pode acarretar consequências tanto académicas como jurídicas.

- Redacção de cartas de referência, sumários de alta, certidões de nascimento e óbito.

- Realizar procedimentos que sejam proporcionais ao seu nível de formação e assistir noutros procedimentos.

- Ensino de estudantes de medicina e outras ciências da saúde e de super estagiários visitantes e residentes juniores.

- Participar activamente em todas as actividades educacionais departamentais incluindo leitura, consultoria, sessões/reuniões matinais, rondas da ala, apresentações de casos, clubes de jornais, seminários, grandes rondas, reuniões sobre mortalidade, sessões de educação/video conferências, palestras públicas, sessões de exames, CBE, programas de controlo de epidemias e desastres, serviços comunitários, etc.

- Participando na investigação clínica conduzida no departamento.

- Participar em auditorias clínicas e outras iniciativas de qualidade.

- Assumir mais responsabilidades clínicas, pedagógicas e administrativas à medida que avança através da formação em residência.

- Participar nas actividades administrativas das enfermarias/departamentos ambulatórios em conjunto com os coordenadores dos serviços hospitalares/clínicos, Residente Chefe e Chefe do Departamento clínico.

- Como parte e parcela da própria formação, trabalhar à noite, ao fim-de-semana, e de férias, de acordo com a tarefa colocada pelo departamento.

- Assegurar que os casos durante as horas de serviço sejam devidamente entregues ao próximo pessoal de serviço.

- Conduzir todas as actividades de uma forma profissional e ética.

- Assumir as aulas com a aprovação do chefe da unidade académica em situações de emergência, tais como doença ou outra ausência inevitável do pessoal afectado, desde que tal disposição não continue para além de quatro semanas e desde que no caso acima referido não seja atribuída a um residente a responsabilidade por mais de metade do tempo do curso.

- Participar na avaliação e cuidados clínicos dos pacientes numa variedade de ambientes de cuidados de saúde com frequência suficiente para alcançar as competências exigidas pela sua disciplina sob a supervisão do pessoal assistente. Os residentes podem escrever ordens e notas de progresso nas fichas de pacientes, embora os médicos assistentes mantenham a responsabilidade pelos cuidados dos pacientes atendidos pelos residentes e devam rever os cuidados dos seus pacientes.

- Realizar procedimentos, que são especificados por cada director de programa, sob a supervisão directa do médico assistente. O residente só pode realizar os procedimentos para os quais o médico assistente tem privilégios. Uma vez que o residente tenha realizado o número apropriado de procedimentos de forma competente, o director do programa notificará que o residente é elegível para ser certificado para realizar o procedimento sem supervisão directa.

- Assumir responsabilidade progressiva pelas actividades de cuidados aos doentes de acordo com o nível de educação, capacidade e experiência dos residentes. O director do programa e o pessoal assistente determinarão o nível de responsabilidade e autonomia do residente.

- Comunicar eficazmente com os seus supervisores relativamente aos resultados da sua avaliação, exame físico, interpretação dos testes de diagnóstico, e intervenções previstas numa base contínua.

Participar plenamente nas actividades educativas e académicas do programa e, se necessário, assumir a responsabilidade pelo ensino e supervisão de outros residentes e estudantes.

- Participar em comités e conselhos institucionais apropriados cujas acções afectem a sua educação e/ou cuidados a doentes, incluindo, mas não se limitando a, actividades de garantia e melhoria da qualidade.

23. Deveres e responsabilidades do Médico de Urgência

Os médicos de urgência que trabalham no departamento de urgência têm as seguintes funções e responsabilidades (16.17);

- Respeitar as regras, políticas e regulamentos do Hospital Universitário e respeitar o direito do pessoal do departamento de urgências em todas as suas actividades.

- São elegíveis para participar no Medicare e Medicaid; e são supervisionados pelo director médico e director administrativo e de desenvolvimento do hospital em conformidade.
- Trata uma população mista de doentes, em função do sexo, idade e etnia, bem como de doentes segurados e não segurados
- Examina os pacientes para determinar o estado físico e emocional geral
- Realiza exames físicos e medidas preventivas de saúde dentro das directrizes prescritas
- Funciona adequadamente como parte da equipa de prestação de cuidados através da utilização eficiente de recursos e competências, tanto próprias como de outros prestadores e pessoal
- Encomenda ou executa vários testes, análises e imagens de diagnóstico para fornecer informações sobre o estado do paciente
- Analisa relatórios e descobertas e diagnostica o estado
- Prescreve ou recomenda medicamentos ou outras formas de tratamento tais como fisioterapia, terapia inalatória, ou relatar ed procedimentos terapêuticos
- Encomenda vacinações e vacinações para os doentes a imunizar contra doenças transmissíveis
- Realiza cirurgias menores no âmbito da prática
- Refere-se aos pacientes a especialistas médicos ou a outro profissional para tratamento especializado
- Aconselha os doentes em matéria de alimentação, higiene e métodos de prevenção de doenças
- Registos no registo electrónico do doente utilizando normas estabelecidas, de acordo com o licenciamento e o âmbito da prática, resultados físicos e tratamento prestado ou antecipado, após um plano e prognóstico formulado, com base no estado do doente

- Relata nascimentos, mortes e surtos de doenças contagiosas às autoridades governamentais

- Participa em reuniões do pessoal do fornecedor

- Participa em iniciativas de melhoria da qualidade clínica, incluindo revisões em ■er, e outras ferramentas para desenvolver processos que pro- pp gjo mote melhoria contínua na prestação de cuidados aos doentes, resultados dos doentes, ou fluxos de trabalho

- Outras funções relacionadas com a gestão de medicamentos de emergência, tal como delegadas

- Médico do serviço de urgência envolvido no ensino de estudantes de medicina e outras ciências da saúde e na supervisão de estagiários e residentes juniores; e assistir a rondas de 2-3 vezes por dia.

- Participar na investigação clínica conduzida e na auditoria clínica no departamento.

- Em colaboração com a equipa ED, estabelecer um sistema de triagem utilizando START e assegurar a qualidade através da formação de pessoal e da adaptação e avaliação do sistema.

- Estabelecer e/ou avaliar a Formação em Incidentes de Acidentes de Massa com a equipa médica.

- Fornecer e assegurar que os melhores cuidados ao paciente são prestados através da gestão de casos de emergência, implementação de protocolos, e assegurar o cumprimento da ética médica.

- Gerir e organizar a ED através da supervisão e organização de todas as actividades e pessoal de emergência.

- Manter uma boa comunicação e colaboração com outros departamentos dentro e fora do hospital, incluindo o sistema de encaminhamento.

- Implementar ferramentas de garantia de qualidade para assegurar a conformidade com normas, políticas, directrizes e protocolos internacionais.

- Assegurar a qualidade dos cuidados através de formação, reuniões e avaliações regulares

- Recolha de dados, análise, monitorização e relatórios para melhorar a qualidade dos cuidados de saúde.

24. Questões legais no departamento de emergência

Os cuidados médicos prestados no departamento de emergência (DE) estão sujeitos a um número significativo de regulamentos locais, estatais e federais, bem como a normas não governamentais, concebidas para assegurar cuidados de qualidade para cada indivíduo, assegurar a equidade nos cuidados entre todos os doentes submetidos a uma avaliação de emergência, e proteger os doentes vulneráveis que possam não ser capazes de se defenderem adequadamente (7). Os médicos de emergência devem estar cientes do ambiente regulamentar em que praticam, porque o desconhecimento destes regulamentos (especialmente no que diz respeito aos regulamentos da Lei sobre Tratamento Médico de Emergência e Trabalho Activo e da Lei sobre Portabilidade e Responsabilização do Seguro de Saúde) pode colocar tanto um médico individual como a instituição em risco financeiro e legal significativo (10).

24.1. Formulário de consentimento

O formulário de consentimento descreve os riscos associados a um determinado procedimento. Um formulário de consentimento assinado indica que o paciente (ou representante designado) foi informado dos riscos e autorizou o procedimento. Antes de qualquer procedimento que tenha riscos associados, o paciente deve ser aconselhado relativamente a todos os riscos e opções alternativas de tratamento e solicitado a assinar um formulário de consentimento para indicar a sua concordância com o procedimento. O consentimento deve ser obtido pela pessoa que irá realizar o procedimento (7).

24.2. Relatório de óbito (se relevante) em ED

No caso de um paciente morrer, documentar os registos de saúde do paciente, os cuidados recebidos e a causa da morte. Após a morte, o médico assistente deve preencher um relatório de óbito. Se for exigido um exame post-mortem, o resumo do óbito deve ser completado após serem conhecidos os resultados do exame post-mortem e os cuidados de morte devem ser feitos por enfermeiros (7).

24.3. Confidencialidade

As informações do cliente do departamento de emergência, incluindo registos médicos, devem ser mantidas na mais estrita confidencialidade, uma vez que contêm informações pessoais e privadas sobre os pacientes, incluindo o seu estado de saúde, família pessoal, e informações de contacto. O conteúdo dos registos médicos deve ser utilizado apenas para prestar cuidados ao doente ou no decurso de actividades de apoio ao doente (por exemplo, avaliação de serviços, auditoria clínica, etc.). O acesso ao conteúdo da informação do doente deve ser concedido apenas ao pessoal que esteja a realizar as actividades acima referidas. Outro pessoal de apoio que tenha acesso aos registos médicos, mas não esteja envolvido na prestação de cuidados ao doente (por exemplo, carregadores, corredores), não deve ler e/ou divulgar o conteúdo dos registos. Todos os funcionários devem assinar um "Código de Conduta que inclua uma declaração relativa à confidencialidade da informação dos pacientes.

24.4. Questões e procedimentos médico-legais

Como documentação central da visita do paciente a um departamento de emergência, o registo ou informação médica de um paciente é considerado propriedade do hospital. Os dados pessoais contidos no registo médico são considerados como confi de nt ial e erfli m-unicati OT-e como propriedade do paciente. Como tal, há certas medidas que devem ser tomadas para garantir a segurança dos registos médicos dos doentes, ao mesmo tempo que se cumprem os pedidos de divulgação de dados dos doentes em casos médico-legais, se o departamento de urgências tiver uma sala de registos médicos separada (se não tiver de ser controlada no departamento de registos médicos). A menos que o paciente tenha dado o seu consentimento escrito para a divulgação de informações do seu registo médico, as informações nele contidas só podem ser divulgadas a um tribunal por intimação ou ordem judicial. Nenhuma informação relativa a um paciente deve ser divulgada a outra pessoa sem o consentimento escrito do paciente ou do tutor legal do paciente. Se um paciente for menor de 14 anos ou sujeito a uma ordem de tutela, qualquer consentimento para acesso à informação deverá ser dado por escrito pelos pais ou pelo tutor legal do paciente. Se o paciente não tiver capacidade para dar o seu consentimento genuíno, então o consentimento por escrito deve ser obtido do tutor legal da pessoa. No caso de um paciente que tenha falecido, o consentimento escrito para o acesso à informação do registo médico do paciente deve ser dado pelo parente mais próximo indicado nos registos médicos, e a unidade de registo médico deve tratar da ficha do paciente e informar o organismo responsável de uma forma controlada.

25. Horário de visita e regulamento dos serviços de emergência

O hospital tem uma regra e um regulamento específicos para os visitantes, que são responsáveis pelos cuidados do paciente a não exceder 1 (pode ser 2 conforme necessário) indivíduos por paciente. A sobrelotação no departamento de emergência atrasa o tratamento de um doente agudo, diminui os fluxos de doentes na área de triagem, espalha a infecção cruzada e, por vezes, resulta em violação inesperada com o pessoal do departamento. A fim de evitar a sobrelotação, a insatisfação do pessoal e a propagação da infecção cruzada, o departamento de emergência deve estabelecer o regulamento como padrão (7).

Prestador de cuidados oficial 24 horas por dia

Visitantes:Os visitantes/parentes têm o direito de visitar o doente, uma vez que o departamento de emergência estabeleceu a regra e os regulamentos abaixo.

Manhã: 1:30-2:30 (E.C) ou 7:30 -8:30 (G.C)

Meio-dia: 6:30-7:30 (E.C) ou 12:30 -1:30 (G.C)

Noite: 11:30-2:00 (E.C) ou 17:30-8:00 (G.C)

Papel dos Visitantes

- Têm de permitir que o pessoal desempenhe as suas funções de uma forma cooperativa e respeitosa.
- Respeitar as directrizes relativas às horas de visita.
- Respeitar os bens de todo o pessoal, pacientes, visitantes e hospitais.
- Conduzir comportamentos adequados no hospital, de modo a não perturbar a paz e a segurança de todo o pessoal hospitalar paciente, e vis-

itors.

- Caso ocorra um desacordo, apresentar uma queixa formal por escrito ao chefe e director de emergência, em vez de criar um confronto directo.

- Os visitantes e prestadores de cuidados oficiais serão imediatamente afastados do departamento de emergência se interferirem com a capacidade do pessoal médico e não médico para desempenhar as suas funções, ou se ameaçarem a segurança do pessoal, paciente, ou visitantes.

Referências

1. Ministério da Saúde da República Federal Democrática da Etiópia, Directriz de nivelamento dos serviços de emergência dos serviços nacionais de saúde, Junho, 2018. Disponível em http://repository.iifphc.org. Acesso em 05,2021 de Novembro.

2. Ethiopian Standard Hospital Transformation Guidelines, Manual de Avaliação, Setembro de 2016. Disponível em http://reposito- ry.iifphc.org. Acesso em 5,2021 de Novembro.

3. National Disaster Health Preparedness Preparedness and Response Guideline, 2015. Disponível em http://repository.iifphc.org. Acesso em 5,2021 de Novembro.

4. República Federal Democrática da Etiópia Ministério da Saúde; Directriz de Implementação da Unidade de Cuidados Intensivos; direcção dos serviços de cuidados críticos e de emergência, Março de 2018. Disponível em http://repository.iifphc.org. Acesso em 5 de Novembro de 2021.

5. República Federal Democrática do Ethio- **piaff** ; Ministério da Saúde. (2009, Novembro).

Directrizes para a implementação de um sistema de encaminhamento de pacientes na Etiópia. Addis Abeba. Disponível em http://repository.iifphc.org. Acesso em 5,2021 de Novembro.

6. República Federal Democrática da Etiópia Ministério da Saúde. (2008, Outubro). Fluxo de doentes: Um manual preparado para chefes de hospitais e prestadores de serviços. Addis Abeba, Etiópia. Disponível em http://www.sale-arningnetwork.uct.ac.za. Acesso em 10 de Outubro de 2020.

7. Ministério Federal da Saúde. Directrizes de Implementação da Reforma Hospitalar Etíope (EHRIG). Maio de 2010. Adis Abeba, Etiópia. Disponível em http://repository.iifphc.org. acedido em 10 de Setembro de 2020.

8. Ministério Federal da Saúde. Manual Nacional de Ligação e Referência. Não publicado. Ministério da Saúde da República Federal Democrática da Etiópia. (2008). Disponível em http://196.189.110.22. Acedido em 5 de Novembro de 2021.

9. A organização do programa de estágio, política e procedimentos das práticas de formação médica nas Faculdades Al-Maarefa de Ciência e Tecnologia. (Faculdade de Medicina), 2015/2016. Disponível em https://www.um.edu.sa. Acesso em 6 de Novembro de 2021.

10. Questões regulamentares e jurídicas no Departamento de Emergência, 2015. Disponível em https://clinicalgate.com. Acesso em 6,2021 de Novembro.

11. OMS (2016) Pocket Book of Hospital Care for Children Guidelines for the Management of Common Illnesses with Limited Resources, Genebra: Organização

Mundial de Saúde. Disponível em https://apps. who.int. Acesso em 5 de Novembro de 2021.

12. Organização Mundial de Saúde. 2016, directriz actualizada: triagem, avaliação e tratamento de emergência pediátrica. Genebra: Organização Mundial de Saúde. Disponível em https://apps.who.int. Acesso em 8 de Outubro de 2020.

13. Ministério Federal da Saúde. Os Protocolos Nacionais de Admissão e Descarga para os Hospitais Etíopes. Julho de 2012. Addis Abeba, Etiópia. Disponível em http://repository.iifphc.org. acedido em 2 de Outubro de 2020.

14. Universidade Bahir Dar, Faculdade de Medicina e Ciências da Saúde, Etiópia. 2017. Disponível em http://196.189.110.22. Acessado a 7 de Julho de 2021.

15. Deveres e Responsabilidade dos residentes na ED, Faculdade de Medicina da Universidade do Arizona, 06/09/09. Disponível em https:// www.medicine.arizona.edu. Acessado a 4 de Setembro de 2020.

16. Boundary community Hospital and an international humanitarian medical non-governmental organization of French, 22 de Dezembro de 1971. Disponível em https://en.wikipedia.org. Acesso em 1,2021 de Novembro.

17. Guideline for the Management of Federal Hospitals in Ethiopia, Addis Abeba, 2015. Disponível em http://repository.iifphc.org. Acesso em 10 de Agosto de 2021.

Actividades dos elementos centrais do departamento de medicina de emergência e cuidados críticos

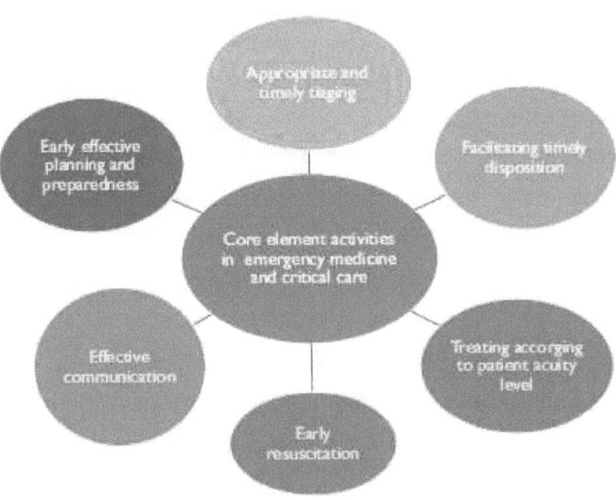

Flow chart at Emergency Department

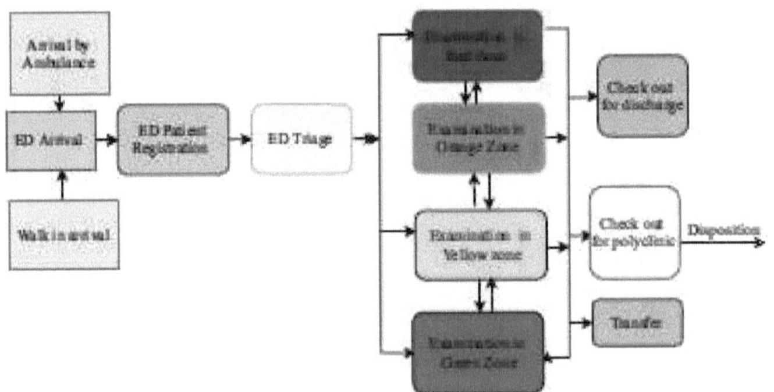

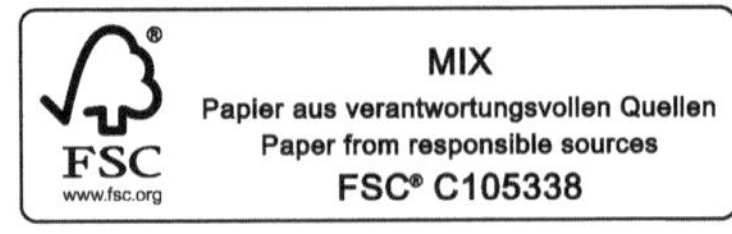

Printed by Books on Demand GmbH, Norderstedt / Germany